私も治った!「五十肩」の治し方

上がる、眠れる、着替えられる

橋垣好人 著

セルバ出版

はじめに

いきなりですが、こんな経験はしていませんか。

あれ?
なんか肩に違和感があるな
そのうちよくなるやろ

うわ~
なんかやっぱり肩が段々痛くなってる
でも、ちょっと我慢してたら大丈夫だろう……
ダメだ、痛みが強すぎて耐えられない!

周りに五十肩の話をしても、「ほっとけば1年2年でよくなるよ」

イヤ、自分の痛みはほっとけるほどの痛みじゃないんやけど。

とりあえず、整形外科でレントゲンを撮っても、「骨に異常はないですよ。あまり痛いなら注射打ちますよ」

その注射も、あまり変化を感じない。

整形外科でのリハビリも微妙……。

近所の整骨院に行ってみても、電気にマッサージ、ウォーターベットとお決まりのコースで、そうこうしているうちに夜も痛みで目が覚めたり、周りに理解されないほどの痛みで何か病気なんじゃないかと思ったり、何かの拍子に肩に激痛が走りうずくまりたくなったり……。

そして、五十肩は、日に日に生活の自由を奪っていきます。

今、本書を手にしているあなたは、こんなことに悩んでいませんか。実は、ほとんどの五十肩に困っている人は、このような似た経緯で肩の痛みに耐えています。

五十肩の症状には、次のようなものがあります。
・手が後ろに回らない。
・つり革が持てない。
・夜にじんじんと痛む。
・反対の脇の下に手が届かない。
・服を着替えるのが一苦労。
五十肩の一般的な症状はこのようなものです。


五十肩は、別名、「肩関節周囲炎」といいます。

肩関節周囲炎は、多くの人がかかる病気です。統計では、全人口の2～3％がかかるとされています。

肩関節周囲炎と診断するには、いくつかの定義がありますが、その定義に当てはまるのが全人口の2～3％いるだけで、世間一般的に五十肩と呼ばれる状態の人はもっとたくさんいます。

皆さんの周りを見渡してもらっても、多くの方が五十肩を経験していることがわかるでしょう。

この五十肩が、なぜ痛いかについても、原因がはっきり解明されていません。
1回かかると、平均で1～2年は痛みが続くといわれています。
中には、7年後に35％の人に痛みが残るという報告もあります。

ですから、五十肩の痛みの原因を解明することは、非常に大切なことなのがわかります。

五十肩の治療には、たくさんの方法があります。
インターネットで検索しても、たくさんの治療方法があるとわかります。
治療方法が多いということは、決定的な治療方法がないということです。

私は、年間200人もの五十肩の患者さんを診ています。その五十肩で困っている患者さんが、共通してこのようなことを訴えています。

症状の重症度は違います。ですが、ほとんどの患者さんが、どこに行っても治らないで困っています。

これは、誰も五十肩が何で治らないのか理解できていないからです。

医師であっても、五十肩を理解している先生はごくごくわずかです。

そんな五十肩に困る全国の患者さんに、自分でも治せるセルフケアを届けたいと思い、今回、本書を書きました。

今、五十肩に悩んでいるなら、本書はあなたにとって必ず役に立ちます。

橋垣　好人

2018年2月

私も治った！「五十肩」の治し方ー上がる、眠れる、着替えられる　目次

第4章　五十肩を治すストレッチとトレーニング

第5章　五十肩にならない予防

第9章　五十肩の恐怖

第10章　体験談

第1章　五十肩は治るの？

五十肩治療開発秘話

私がこの業界に入ったのは、高校卒業してすぐのことでした。

当時、私は、人のために役に立つことがしたいと思い、医療系の専門学校を探していました。

兄が鍼灸の大学に通っていたこともあり、私も、自然と整骨院の資格を取りたいと思い、医療系の専門学校に進学を決めました。

夢と希望を持ってスタートした治療家への道。

専門学校には、柔道整復師の資格を取るため、私のように整骨院に勤めながら学校に通っている学生がほとんどで、通う人はみんな夢と希望に満ち溢れ目をキラキラさせていました。

私もその1人でした。

苦痛に耐えている患者さんを1人でも多く治したい。

そのために、必死で勉強して、「治療家として成長するぞ」と思って、私も整骨院に勤めました。

しかし……。

私の思っていた治療内容ではなかったのです。

実際に、整骨院に勤め始めると、患者さんの訴えは早々に、とりあえずマッサージをする。

全身をまんべんなく、どの患者さんもマッサージをし、電気を当て、ウォーターベットに乗せて終了。

「あれ!? 治療は？ もっと痛みを取るために治療はしないの？」と思うのが、正直な感想で、今まで思い描いていた治療家像とはギャップがありました。

そんなときでした。

重度な五十肩患者さんとの出会い

勤め始めて２～３か月経った頃、仕事内容にも少しずつ慣れてきた私は、治療家人生を変える出来事と出会いました。

勉強のために、先輩の先生が、重度な五十肩患者さんを施術しているのを見ていました。

その患者さんは、夜間の激痛や普段からの痛みを訴えて来院され、今にも泣きそうなくらい辛そうにされていました。

施術をしようとすると激痛がはしるようで、治療はなかなか進みませんでした。帰られるまでには少しはよくなられたようでしたが、患者さんの表情は来たときとあまり変わりませんでした。

その患者さんは、その後、２か月ほど通われていたものの、改善の気配はなく、その後連絡もなく、来院されなくなりました。

度々そういった五十肩の患者さんを見て、藁をも掴む思いで来られた患者さんを治すことができないなんてと悔しくなりました。

私は、「何とか、この難しい五十肩を治したい」と思い、整骨院勤務時代の5年間はすべて五十肩治療を研究する期間に当てました。

今あの頃の自分を思うと、そんな難しい五十肩を治そうなんて相当変わり者だと思います。

でも、あのときの、治してもらえず、辛そうなまま帰られる患者さんの顔が忘れられなかったのです。

5年の勤務を経て、ついに五十肩専門の整体院を開院しました。

本物の治療家になる決意をして開業したはずが治せない!?

整骨院では、五十肩をしっかり治せたし、開業してもっと多くの五十肩患者さんを治せる！　そう思っていたのです。

しかし、現実は、そう甘くはありませんでした。なかなか患者さんを治すことができなかったのです。

5年も五十肩を研究してたので、自信満々で治療をスタートしたのですが、自費で来られる患者さんというのは、勤めていた整骨院時代の保険診療で来ていた患者さんの症状レベルとは圧倒的に重症度が違ったからです。

治らない患者さんを前にして、私はどんどん自信を失っていきました。

「先生治らないんやけど…」治らない患者さんからの言葉でノイローゼに

患者さんから言われる「治るの？」の一言が本当に苦痛で、治せない自分にも腹が立ち、毎日、五十肩をどうやったら治せるのかを考えて悩み、夜も寝れない状態でした。

今思うと、軽いノイローゼだったのかもしれません。

「先生いつ治りますか」

「どのくらい通ったら治りますか」

そう聞かれる度に、蕁麻疹が出るほどストレスを感じていました。

ですが、ある日、ふと柔道整復師になろうと思ったときのことを思い出しました。

もう２度と「治らん」って言われたくない！　私は何が何でも五十肩を治す！　１人でも多く五十肩患者さんを治したい！

それから５年以上が経ち、１度も五十肩を治せなかった患者さんはいません。

今では、たくさんの患者さんから笑顔をいただけています。

五十肩は治るのか

今では、患者さんに自信を持って言ってあげることができます。

開業して、患者さんから「ほんまに治るん!?」「もう諦めるわ」と言われたこともありました。そんな言葉がなければ、今の僕の経験知識や自信はなかったかもしれません。そこで諦めずに頑張れたから、今があります。

今では、年間200人もの五十肩患者さんを診て、どんな五十肩でも治せる経験を積むことができました。

最初は、私も、上手く治療なんかできなかったのです。治療家を辞めようと思ったことも何度もありました。

でも、悩む度に壁を乗り越えて、10年が経ちました。

10年の経験をもとに、どこの筋肉に原因が潜んでいて、どこのようにアプローチすれば改善するのかを研究して、今回自分でもできるセルフケア本をつくりました。

ご自身できる体操やマッサージ、ストレッチを毎日実行してください。そうすることで、五十肩が早期に改善してきます。

本書を通して、たくさんの五十肩で困っている方が、五十肩を改善してもらえたらと思っています。

五十肩は治ります

私は、10年間に渡り五十肩を研究し、臨床で様々な五十肩を診てきました。臨床で感じたのは、五十肩は腱板が切れたりしていない限りは治るということでした。

五十肩というのは総称で、正式な症状名は「肩関節周囲炎」と言います。

その名のとおり、肩のどこかが炎症を起こしている状態が、いわゆる五十肩ということになります。

つまり、炎症から来る痛みが根源になるので、炎症がなくなれば症状は治ります。その炎症がなかなか治まらないから、五十肩は厄介な症状になります。

私の治療院では、ほとんどの患者さんが、整形外科で注射やリハビリをしても改善されず困り果てて来院する患者さんばかりです。それくらい五十肩の症状は厄介です。

炎症をほおっておくと、関節が硬くなり、関節拘縮《こうしゅく》になる危険性もありますから、決して軽視してはいけません。

五十肩が酷くならないように、本書では、正しいリハビリを実践してもらい、確実に治せるセルフケアを覚えてください。

急性期

急性期は、痛みが出始めて1か月以内が、特に痛みが強い状態です。

痛みが強い場合は、安静にしていることが一番で、無理に伸ばしたり負荷をかけないでください。

無理に負荷をかけすぎると、炎症部分に負担がかかり、組織を痛めて、さらに痛みが強くなる可能性があります。

拘縮期

拘縮期は、筋肉や関節周りの組織が硬くなっていく時期になります。1~12か月あるといわれています。

拘縮しない人もいますが、拘縮する人はとことん硬くなっていくので、この期間は必ず動かすようにしてください。

慢性期

慢性期は、激痛が少し治まった状態からになります。拘縮期と被っているので区別がつきにくいですが、拘縮期と同様で、どんどん動かして肩の関節が拘縮しないようにしてください。

五十肩の原因

五十肩は、様々な状態があります。同じ五十肩でも、人によって起きている痛みや症状の酷さは違います。

五十肩は、放置していても勝手に治るものもあれば、放置すればするほど痛みが日に日にひどくなり、関節が拘縮を起こして全く動かなくなってしまうこともあります。人によっては、夜間、肩の痛みで何度も起きる人もいます。

現在の医学では、五十肩の原因は不明となっています。

しかし、五十肩の患者さんには共通していることがあります。

長時間固定された姿勢が続く作業をしている、持続的な負荷がずっとかかることをしている、運動不足、これらの要素が必ずあるのです。

つまり、運動不足や疲労からきていることは間違いないということです。

現代では、パソコンでの作業やスマートフォンなどの端末機も欠かせない時代になってきています。１日の中で、持続的な負荷がかかる時間が知らず知らず増えています。

こうした日常生活に五十肩の原因は隠れています。

筋肉拘縮

五十肩では、炎症により、激しい痛みが出てきます。その痛みをかばうために筋肉が硬くなり、次第に筋肉拘縮となって筋肉が動かない状態になります。

この状態が続くことで、筋肉量が減ったり、筋肉の柔軟性がなくなり、症状が悪化していくことがあります。

癒着

長期にわたり炎症が起きると、治る過程で組織同士がくっついてしまうことがあります。そのような状態になれば、肩の関節は全く動かない状態になってしまいます。

この状態が、五十肩で一番厄介な状態になってきます。本来であれば、癒着が起きないように、ある一定の期間を過ぎると頻繁に動かすことをしなければ、予後の状態に違いが出てきます。

何もしなくても肩が痛い

五十肩を罹患している患者さんの中には、「何もしなくても痛い」などの痛みを訴える方もいます。そこには明確な原因があります。それは筋力低下です。

筋肉の低下が起きてしまうことで、肩の重みを支えることができなくなり、痛みが出ます。何もしなくても肩が痛いのは、筋肉がなくなり、状態が悪化している1つの指標になるので、そういった場合は、必ず動かすことを心がけてください。

五十肩で肩や腕が痺れる原因

五十肩では、シビレが出ることがあります。

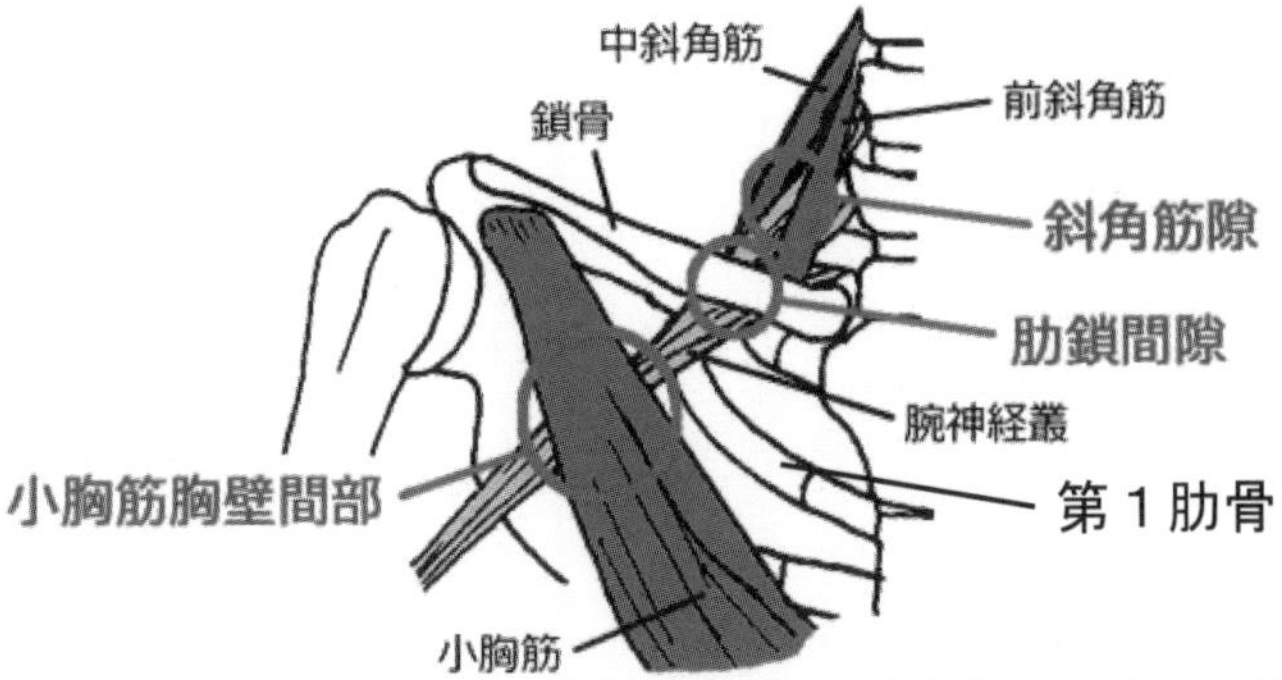

①　斜角筋隙
②　肋鎖間隙
③　小胸筋胸壁間隙
　①②③のどこかで腕神経が圧迫されてシビレます。

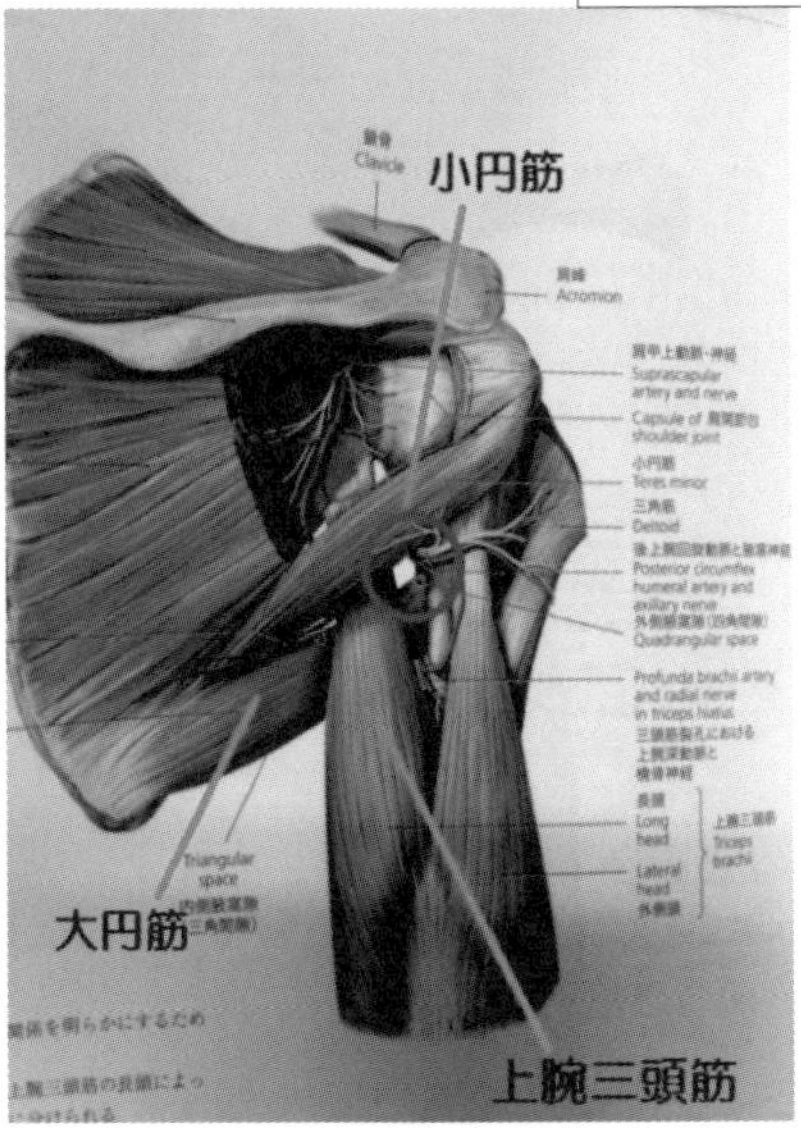

丸の部分で神経が圧迫されてシビレます。

シビレの原因は2つです。1つは斜角筋症候群といわれるもので、首の筋肉または胸の筋肉が神経を圧迫しています。

もう1つは、腋下（脇の下）から出てくる神経の圧迫でシビレるものです。

この2つの箇所で神経圧迫が起こることで肩から腕にかけてシビレが出るのです。

五十肩になりやすい姿勢

私の治療院に来られる患者さんからよく質問されるのが、姿勢の問題です。

どのような姿勢だとよくて、どの姿勢だとダメなのかがわからない患者さんがすごく多いです。

最近では、骨盤を整えて座る座椅子も販売されていますが、基本的に猫背になってしまう座り方は五十肩にかかわってきます。

長時間の不良姿勢でのデスクワークや仕事の姿勢は、筋肉の疲労をもたらし、何らかの炎症などの痛みに変わってきます。

不良姿勢にならないためにも、市販の座椅子を用いてみたり、1時間に1回は肩回りの運動をしたりして、動かすように心がけてください。

そうすることで、姿勢は治せないにしても、筋肉が緊張してしまっている状態からリフレッシュさせることができます。

五十肩の予防にもなりますし、五十肩の悪化を防ぐことにもなります。

運動不足が五十肩のリスクを増やす

五十肩の原因の1つとして、運動不足も深刻な問題になってきます。これを解消せずに五十肩を避けていくことは難しいです。

普段から、肩の関節を動かすような運動をしているだけで、五十肩のリスクはぐんと低くなります。会社でのラジオ体操なども、真剣にやっているといないとでは、五十肩のリスクは変わってきます。

スポーツから肩を痛める

スポーツから肩の痛みになるケースもたくさんありますが、特に、ゴルフ・テニス・バレーボールをしている方は、五十肩になりやすいです。

原因として、例えばゴルフでは、年々股関節が硬くなり、股関節の動きがなくなってきます。そうなることで、腰を上手く使うことができなくなり、肩打ちになってしまいます。

一見、飛距離が出ていいスイングに感じるのですが、テイクバックやフォロースルーのときに肩の筋肉を伸ばしてしまい、負担が大きくなります。

その結果、炎症を起こし、痛みに変わってきます。

テニスでは、サーブやバックハンドでボールを打ち返す際に負担がかかり、肩の炎症につながってしまうケースがあります。

バレーボールは、アタックやサーブで肩の筋肉に炎症が起きてしまったり、アタック動作の繰り返しで神経に当たり、シビレが起きてしまうこともあります。

無理をすると筋肉の萎縮につながるので無理をしないようにしてください。

スポーツで痛めた場合は、必ずアイシングをしてください。

普段からも、スポーツ終了後は、アイシングをしてケアすることがとても重要です。

筋肉の疲労をとってあげることで、炎症が早く治まり、痛みも可動域も早期に回復します。

ゴルフやバレーボールなどのスポーツでは、肩を痛めることが多くありますが、ほとんどの方は痛みを我慢してしまい、症状が酷くなることがあります。

そうならないためにも、早期のケアが必要です。早期にケアすることで、症状を悪化させることなく、緩和させていくことができます。

基本的には、スポーツ後に、アイシングすることをおすすめしますが、それは、炎症が起きて、熱感があるからです。

稀に冷やすことで筋肉が硬くなり、痛みを引き起こすことがあります。その際は、冷やさず、安静にしてください。

入浴した際に、肩の痛みが和らぐ場合があります。それは、硬くなった筋肉が、一時的にほぐれ、圧迫されていた神経が解放されたりすることで、緩和されたということが考えられます。

冷やすか暖めるかは、自己判断が難しいので、どちらも試してみて、楽になるほうを行ってください。

肩甲上神経障害に対するリハビリテーション

肩甲上神経が絞扼されると、肩関節の外側から後方に走る不明確な痛みが起きます。

肩周りの筋力低下や筋萎縮が起こり、バレー選手では、棘下筋《きょくかきん》の筋萎縮が生じます。そのことで、棘下筋に筋萎縮所見が多く見られます。

この現象は、投球動作におけるフォロースルー期と類似していることから、野球でも肩甲上神経に障害が起こります。

また、高齢者では、背中が丸くなり、常に肩甲上神経に牽引ストレスを受けていることが考えられます。

そのため、高齢者の肩によく見られる棘上筋、棘下筋の萎縮には、筋力低下に加えて、肩甲上神経の障害が関与している可能性が考えられます。

肩甲上神経障害に対するリハビリテーションには、２つの方法があります。

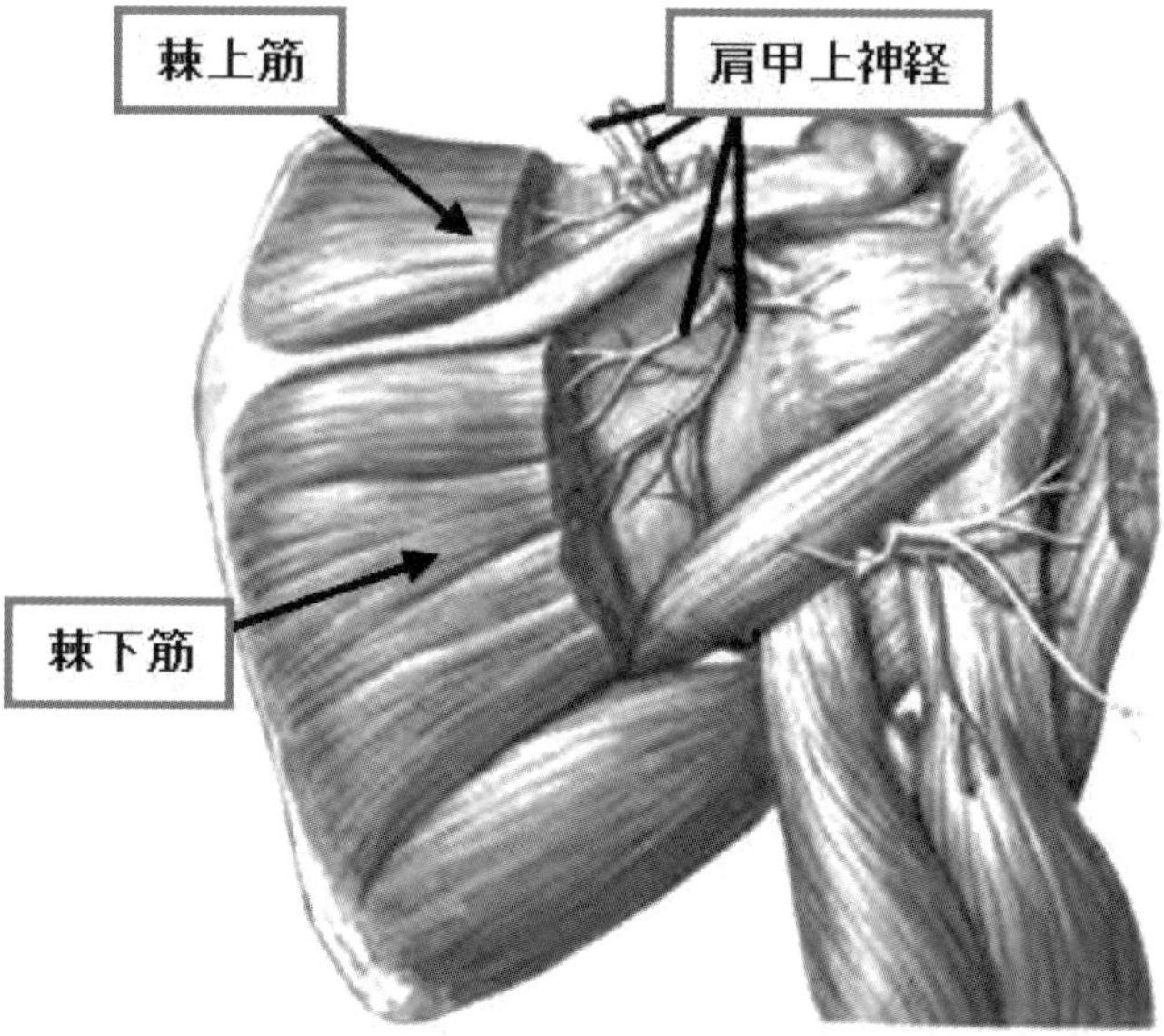

1つは、過度な肩甲骨の動きが起きないように、肩周りの筋肉を鍛え、肩甲骨を正しい位置に戻していくことで、肩甲上神経への過度なストレスを軽減することができます。

具体的には、僧帽筋中部、下部繊維、回旋筋群の筋力トレーニングが必要となります。

もう1つは、肩関節の後ろ側の筋肉を柔らかい状態で保つということです。

この場合は、肩関節の後ろ側の筋肉をストレッチすることが有効です（80頁の棘下筋のストレッチ方法を参考にしてください）。

第2章　間違った五十肩のケア

電気治療

整形外科でのリハビリや整骨院での施術においては、電気治療を行うところが多いですが、この電気治療が五十肩の症状を悪化させる原因でもあります。

電気治療は、意図しない筋肉運動を起こし、血流をよくして筋肉を緩めていく方法ですが、五十肩を患っている場合は、肩の炎症があったり、筋肉自体の拘縮があるため、電気で強制的に筋肉を動かすことで炎症や拘縮を悪化させてしまうケースがあります。

安易に電気治療を受け入れることはしないようにしてください。

もちろん、正しい使い方をすることで電気治療の効果を発揮することもありますので、全員に当てはまるわけではないです。

冷やす

これも、正しい知識を知らないまま、肩を冷やしている方も多くいます。

基本的に冷やすということは、急性期と言われる負傷後すぐから、腫れや熱感が治まるまでの間に行うケアになりますが、五十肩の場合は、痛みが1か月以上経っても引きません。

そのため、いつまでも冷やすことをしている患者さんが多いです。

その原因としては、五十肩は、痛みが一向に治まらないことにあります。

本来であれば、1か月もあれば炎症が治まり、痛みも治まってきますが、五十肩はずっと痛い状態が続くので、アイシングなどで冷やすことをやり続けてしまうことにより症状を悪化させてしまうこともあります。

1か月以上経っている五十肩は、お風呂や電気毛布、カイロなどで温めて血流を改善させることで痛みが緩和されたり、症状が改善していく手助けにもなります。

温めて痛みが出ない場合は、どんどん温めるようにしましょう。

鍛える

これは、男性に多いのですが、五十肩になって筋肉が劣ってしまうとダメだと思い、バーベルや鉄アレイなどで負荷をかけて鍛えてしまう方がいます。

手を上げたり、肩の関節が動くように体操することはよいことですが、炎症が起きている状態での過剰なトレーニングや負荷をかけてしまうのは、傷口に塩を塗っているのと同じです。

決して過剰な負荷をかけないようにしてください。

また、女性の場合では、普段から持ち歩く鞄やスーパーの買い物袋を痛い肩の方で持つのもいけません。

自分の腕の重みだけで、無駄な負荷をかけずに動かすようにしてください。

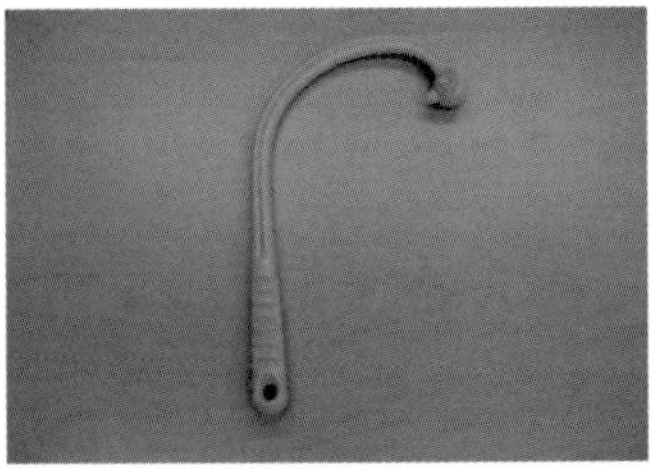

健康グッズで肩のマッサージをするための器具になりますが、ここでは棘下筋をほぐすのに使います。

１ｋｇのダンベル。ダンベルの代わりに500ｍｌのペットボトルでも代用できます。

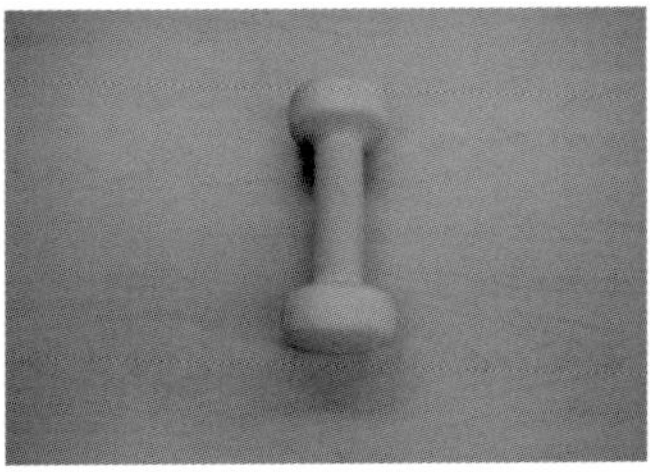

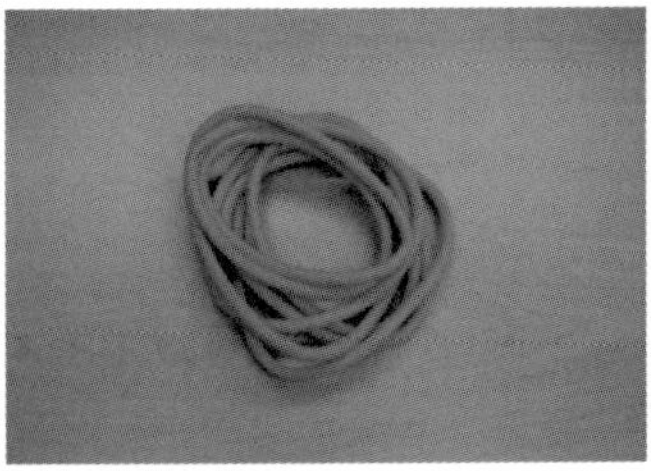

ゴムチューブを使い弱った筋肉を鍛えます。長さは２ｍ以上あれば大丈夫です。柔らかめを選んでください。

ストレッチポールで肩回りの筋肉を伸ばします。タオルを丸めて代用できます。

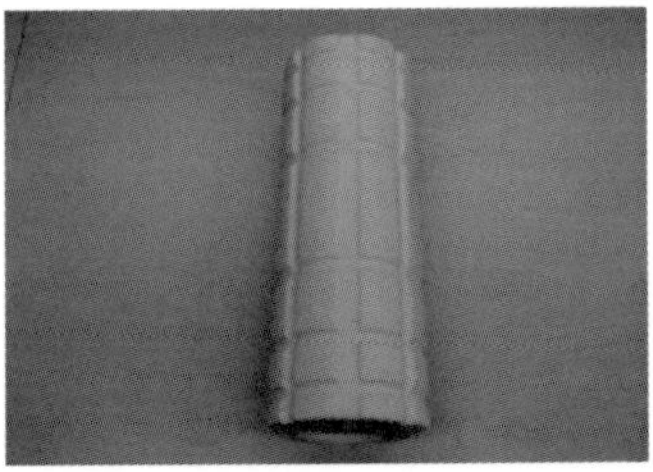

第3章　五十肩を治す方法

痛みが強い場合はまずこの体操

五十肩でも痛みの出方は様々で、痛みの酷いものから軽いものまであります。
痛みが酷い方は、こちらの簡単な体操から始めてください。

用意するもの

ペットボトルまたは1kgのダンベル。

振り子体操

① 五十肩側の手に500mlのペットボトルを持ちます。
② 痛まない角度で椅子に手をつき、少し前かがみになります。
③ 肩が痛まない程度に前方に手を振ります。
④ 肩が痛まない程度に後方に手を振ります。
⑤ 左に手を振ります。
⑥ 右に手を振ります。
⑦ 円を描くように動かします。
⑧ 10往復を1回とし、最初は無理をせず1日1回程度。慣れてきたら、徐々に回数を増やします。

●振り子体操

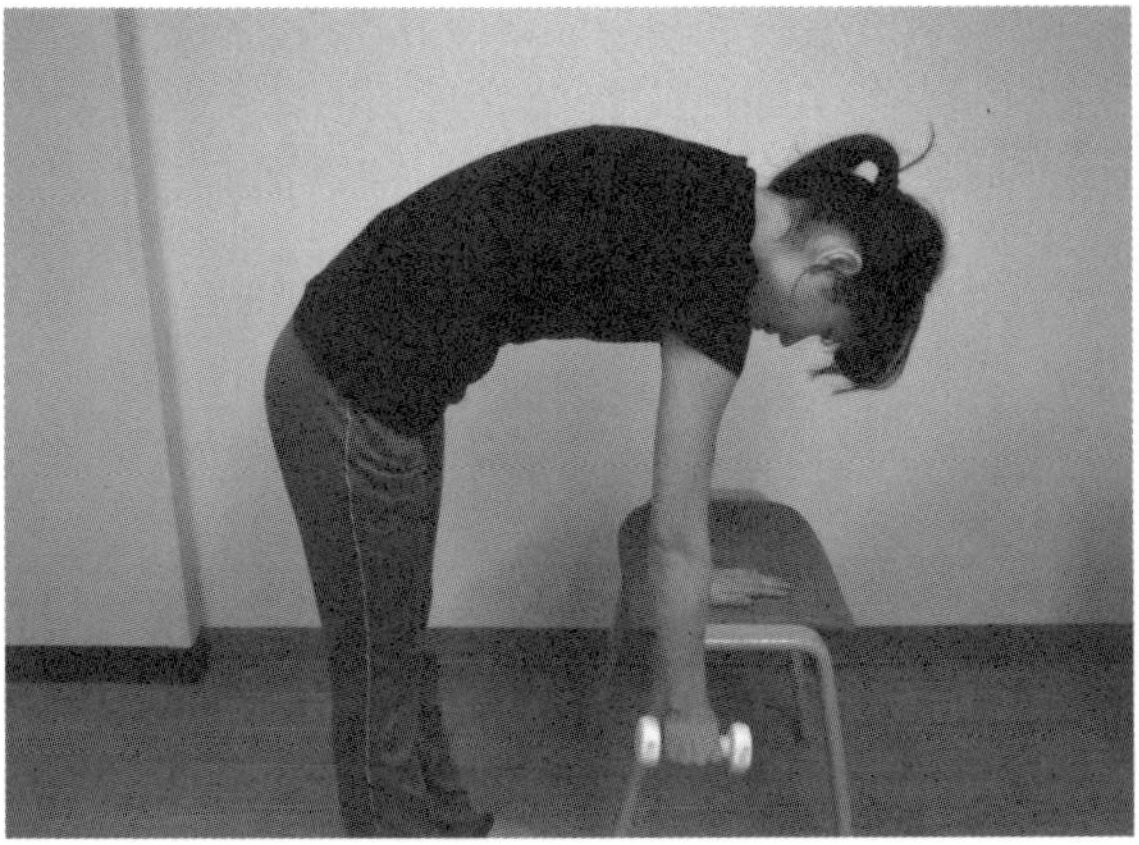

① 五十肩側の手に500ml のペットボトル（ダンベル）を持ちます。

② 椅子に、痛まない角度で手をつき、少し前かがみになります。

注意事項

激痛、痛みが強い場合は、無理しないように。体操中に異変を感じたら中止してください。

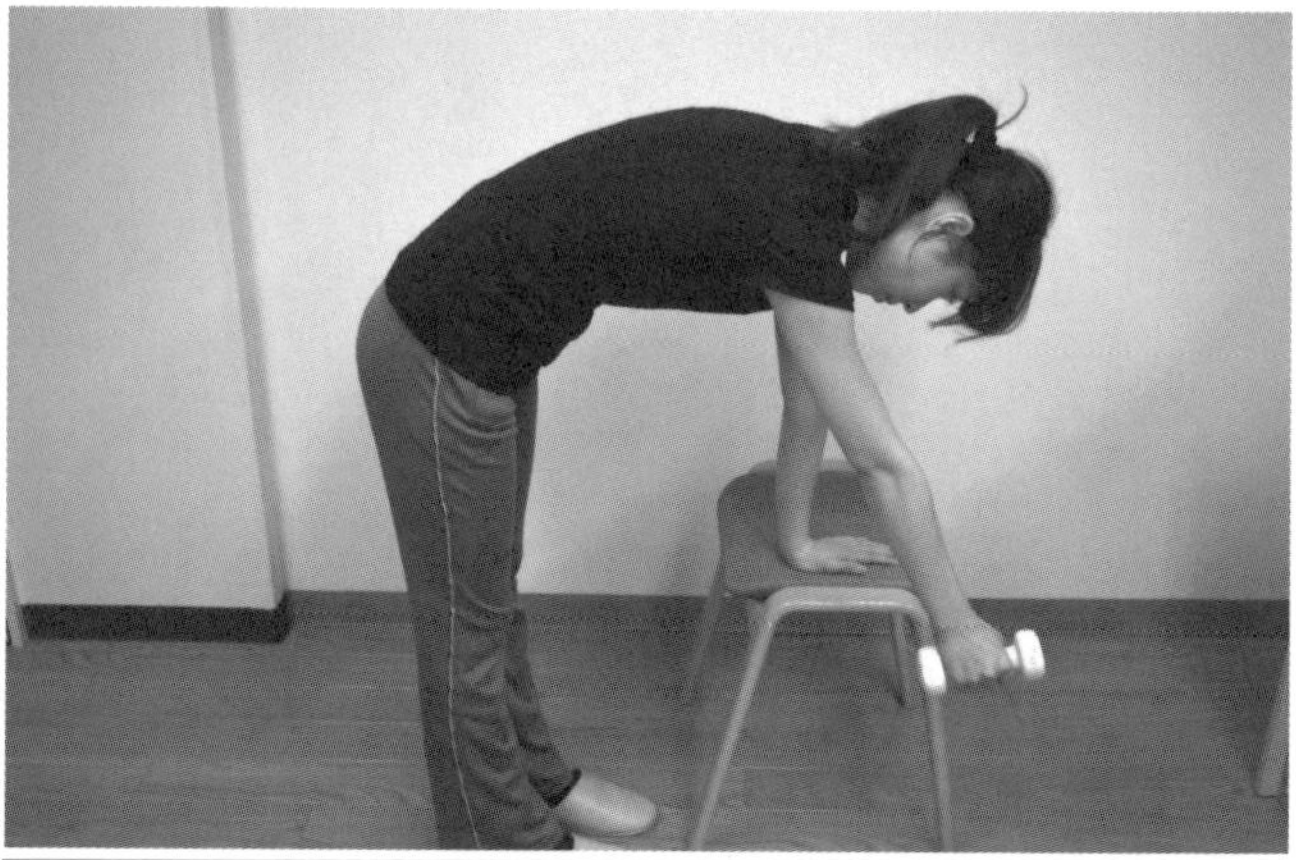

③　肩が痛まない程度に前方向に手を振ります。

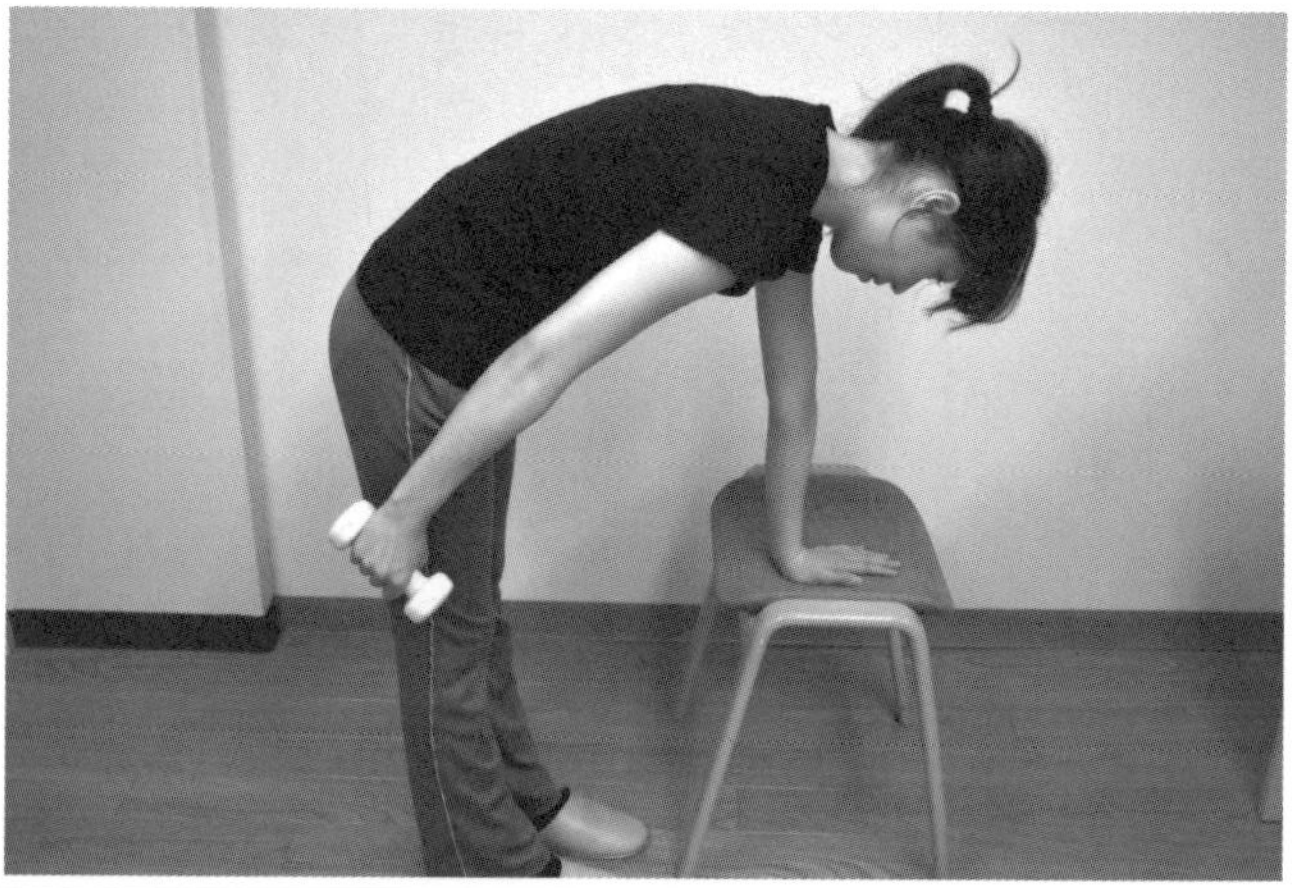

④　肩が痛まないように、後方に手を振ります。10 往復を
1回とし、最初は無理をせず1日1回にしてください。
慣れてきたら、徐々に回数を増やしましょう。

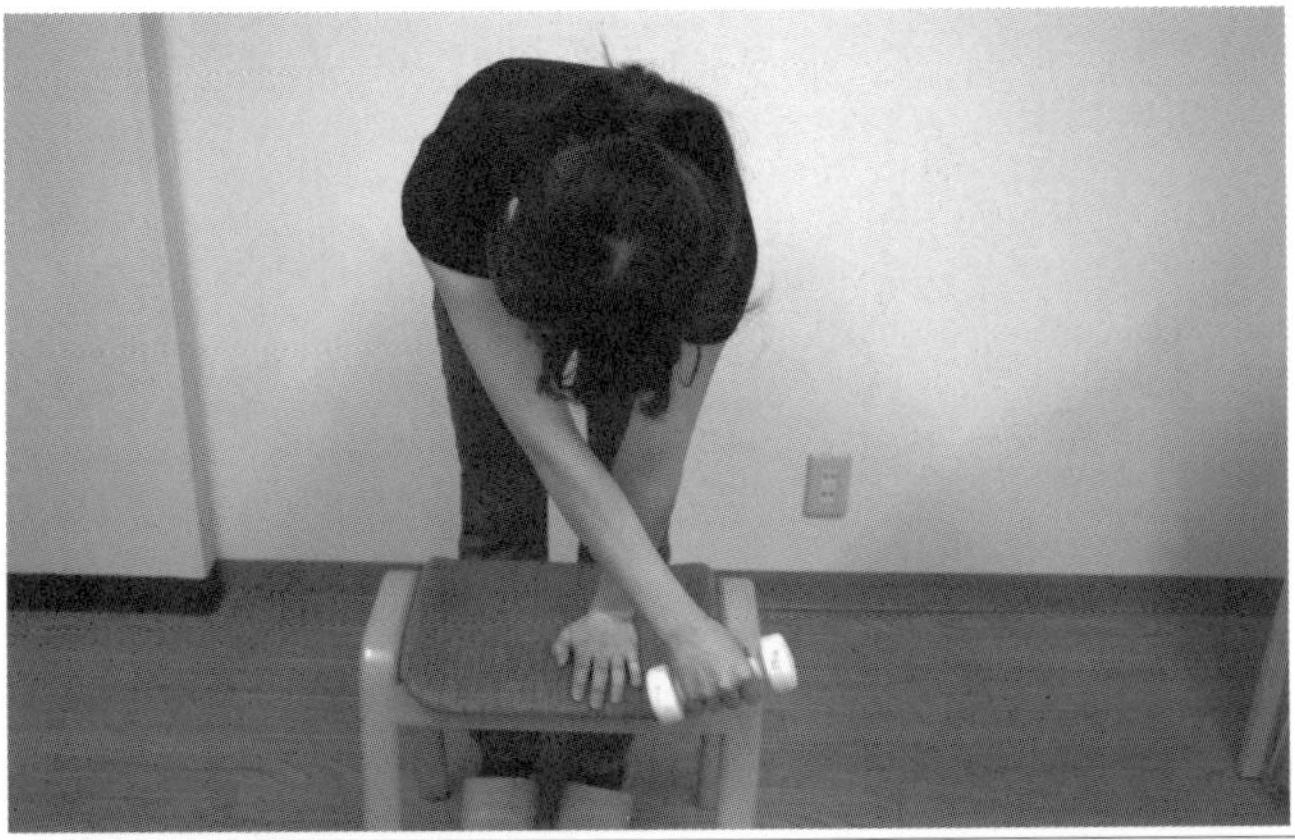

⑤　左に手を振ります。

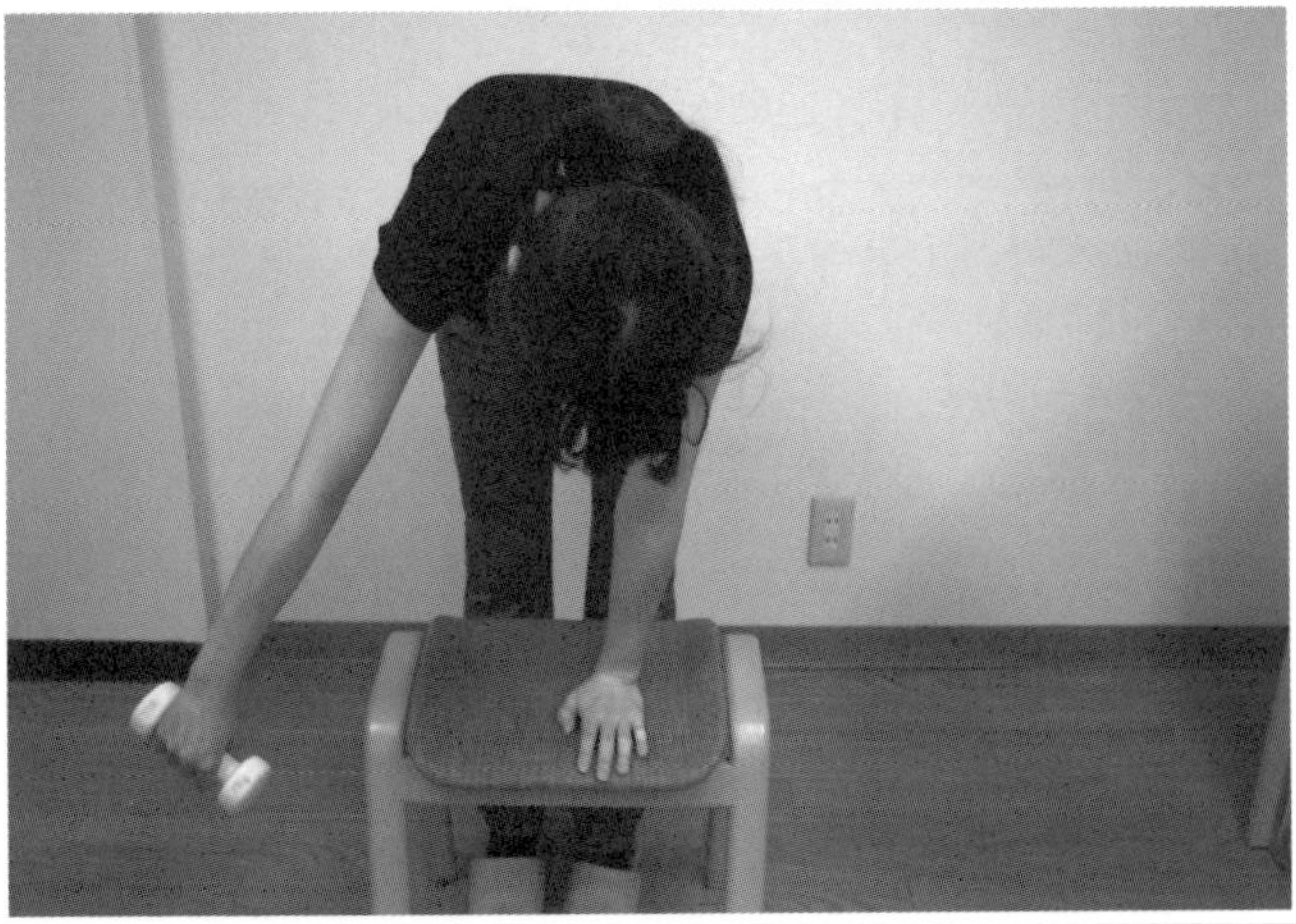

⑥　右に手を振ります。10 往復を１回とし、最初は無理をせず１日１回にしてください。慣れてきたら、徐々に回数を増やしましょう。

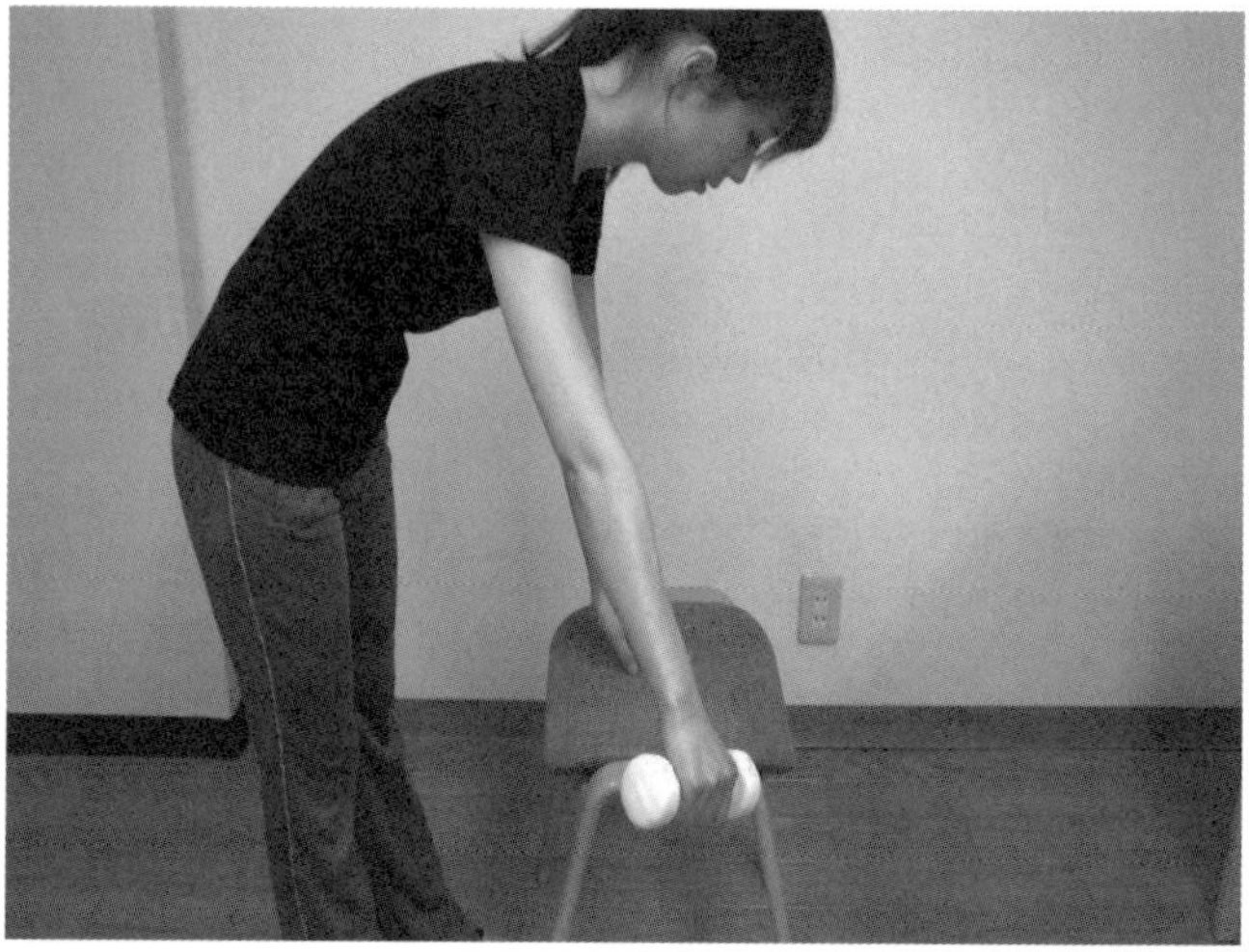

⑦　円を描くように動かします。最初は小さな円を描き、慣れてきたら大きな円を描くように回してください。
　10 往復を１回とし、最初は無理をせず１日１回にしてください。慣れてきたら、徐々に回数を増やしましょう。

五十肩の根源はここだ（棘下筋のケアポイント）

五十肩になっているほとんどの患者さんが、棘下筋《きょくかきん》に異常をきたし、痛みや炎症が起きています。

用意するもの

・市販のマッサージ器具

マッサージ器具での方法

●上から
①　肩甲骨の上を器具で押える。
②　器具で棘下筋を押えながら肩を回す。
●脇の下から
③　肩甲骨の上を器具で押える。
④　器具で棘下筋を押えながら肩を回す。

棘下筋は、なぜ主たる原因になるのかは解明されていませんが、臨床では棘下筋を治療することで五十肩が改善されることが多いので、時間をとってケアをするようにしてください。

●マッサージ器具での方法

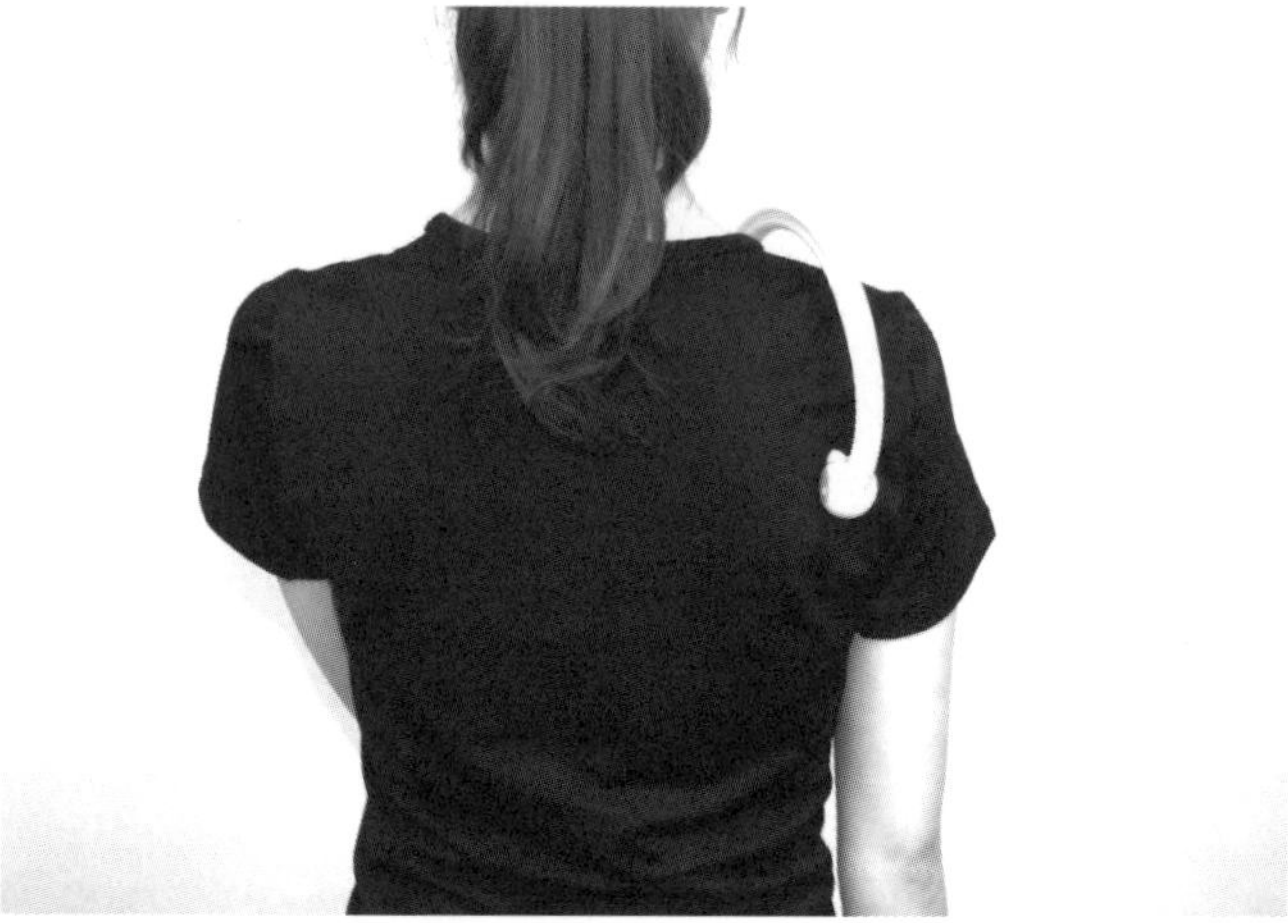

① 肩甲骨の上を器具で押えます。

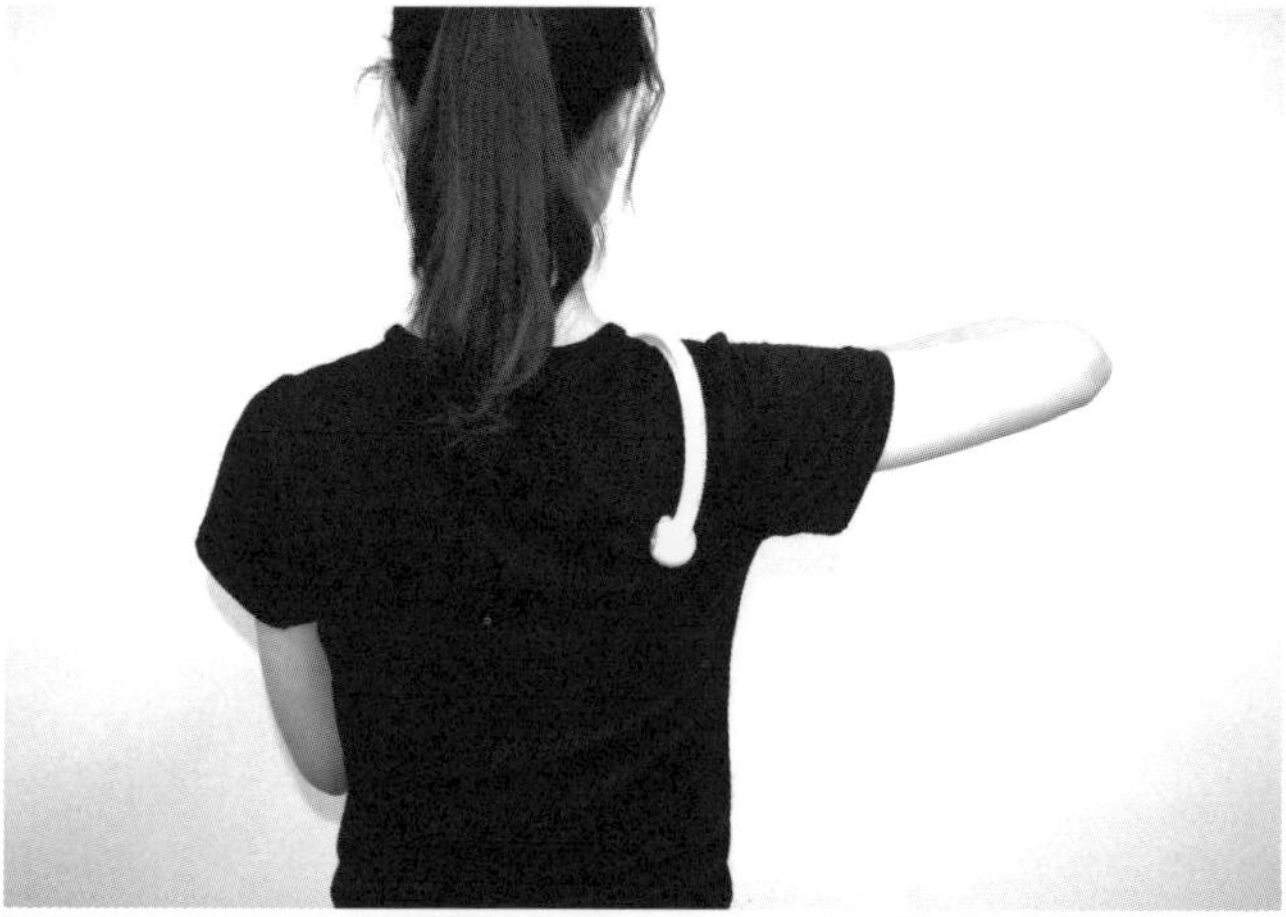

② 器具で棘下筋を押えながら肩を回します。

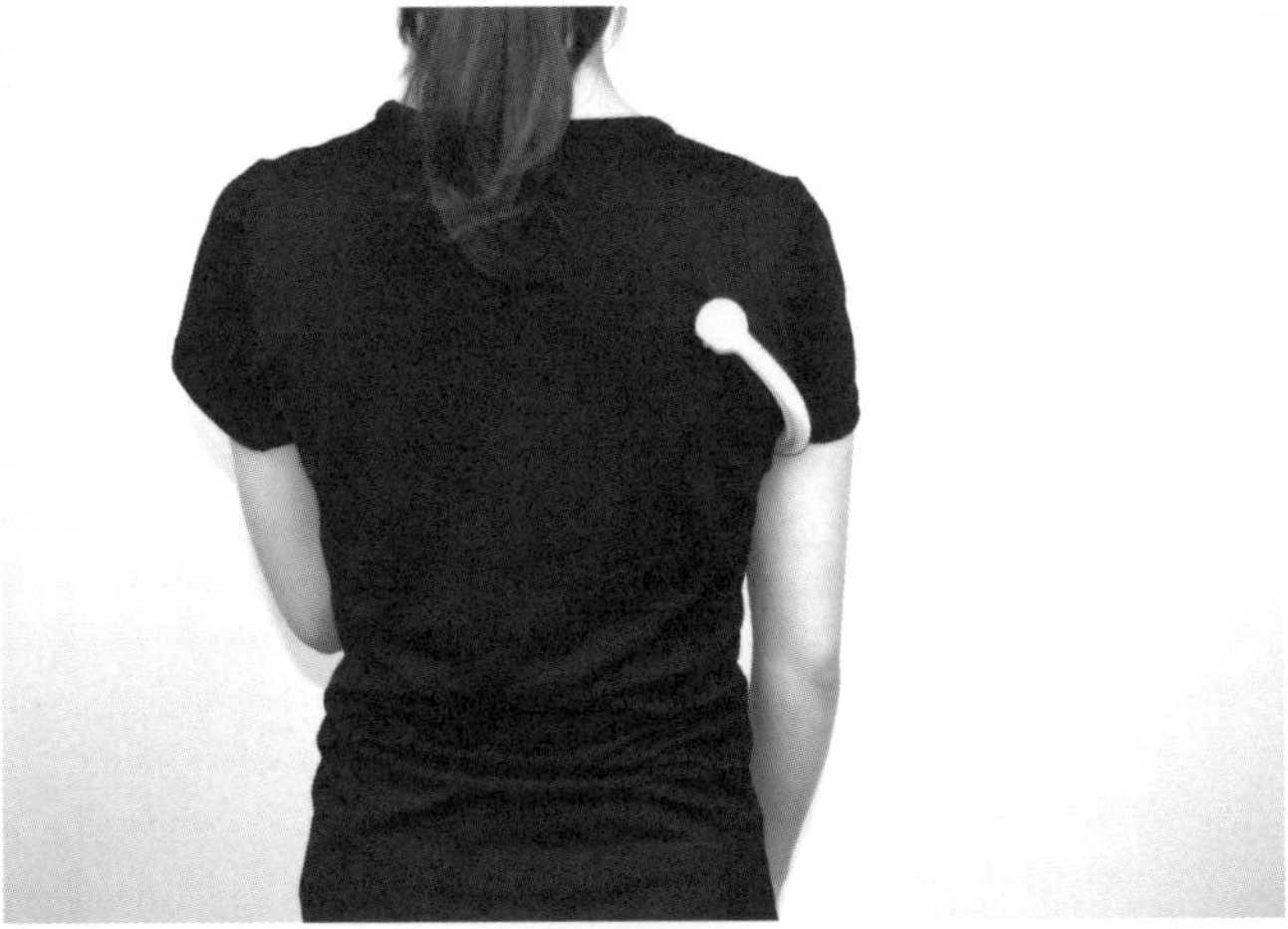

③　肩甲骨の上を器具で押えます。

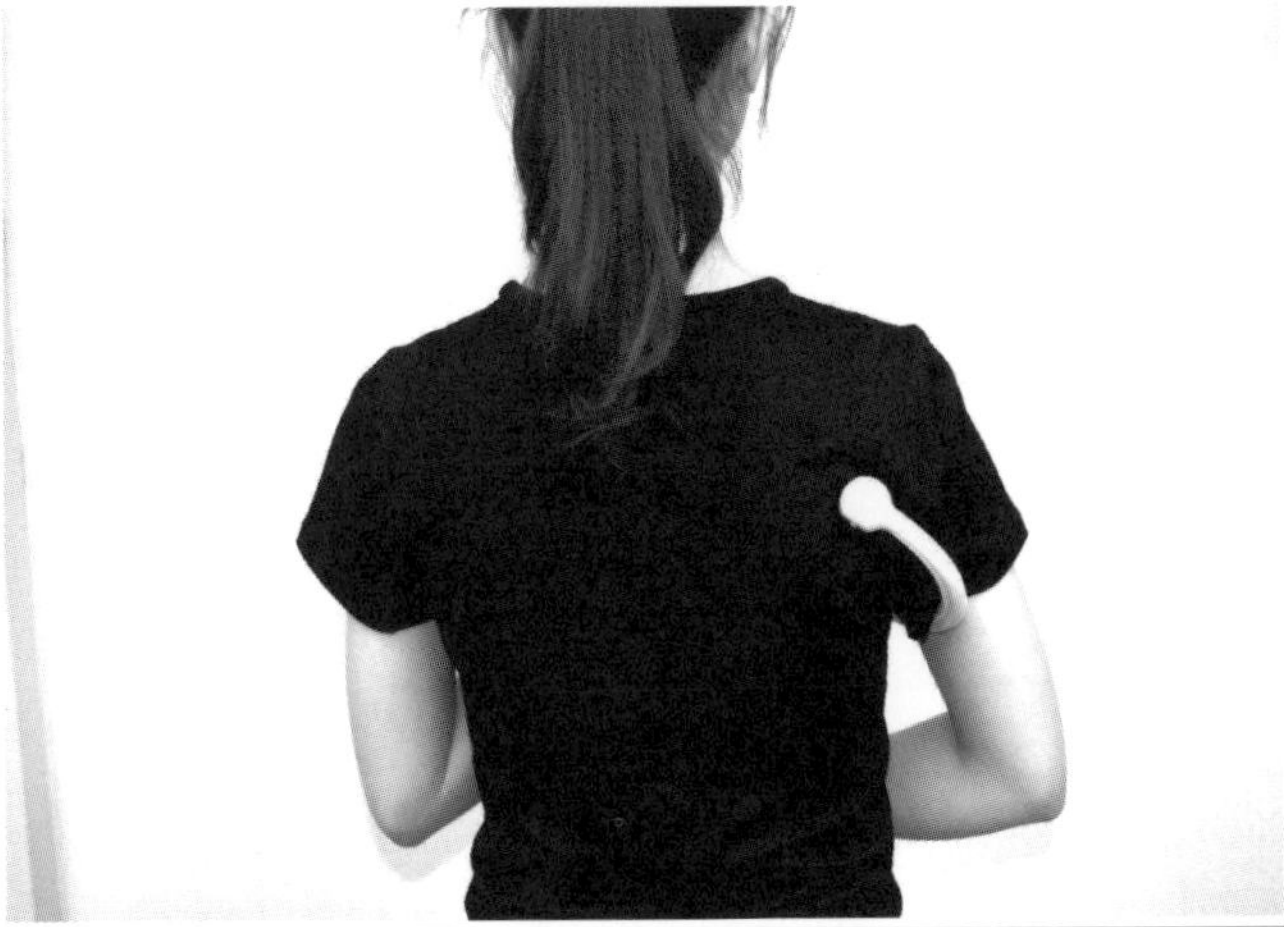

④　器具で棘下筋を押えながら肩を回します。

肩を支えてる筋肉が硬くなっている（三角筋のケア）

三角筋は、後部、中部、前部と分かれており、主に前部と中部の筋肉が拘縮を起こしやすく、正常に動かなくなります。

肩の筋肉が弱るときも、この三角筋が弱ることで、持続的に痛だるさや鈍痛を感じるようになります。それを起こさないために、ほぐすとともによく動かすようにしてください。

三角筋のほぐし方

① 三角筋の真ん中部分を指の腹で引っ掛けるようにします。
② はじいてほぐします。最初は優しくほぐし、徐々に慣れてきたら強くしてください。
③ 三角筋の前側の繊維も硬くなりやすいのでしっかりほぐします。
④ 硬さが柔らかくなるとほぐすのをやめてください。

注意事項

・強さを気にするようにしてください。
・ほぐす際に爪で引っ掛けないようにしてください。

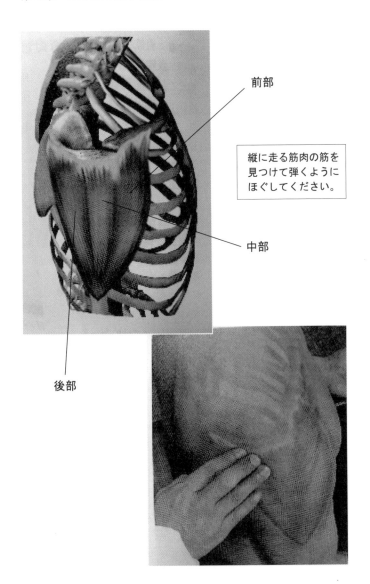

縦に走る筋肉の筋を
見つけて弾くように
ほぐしてください。

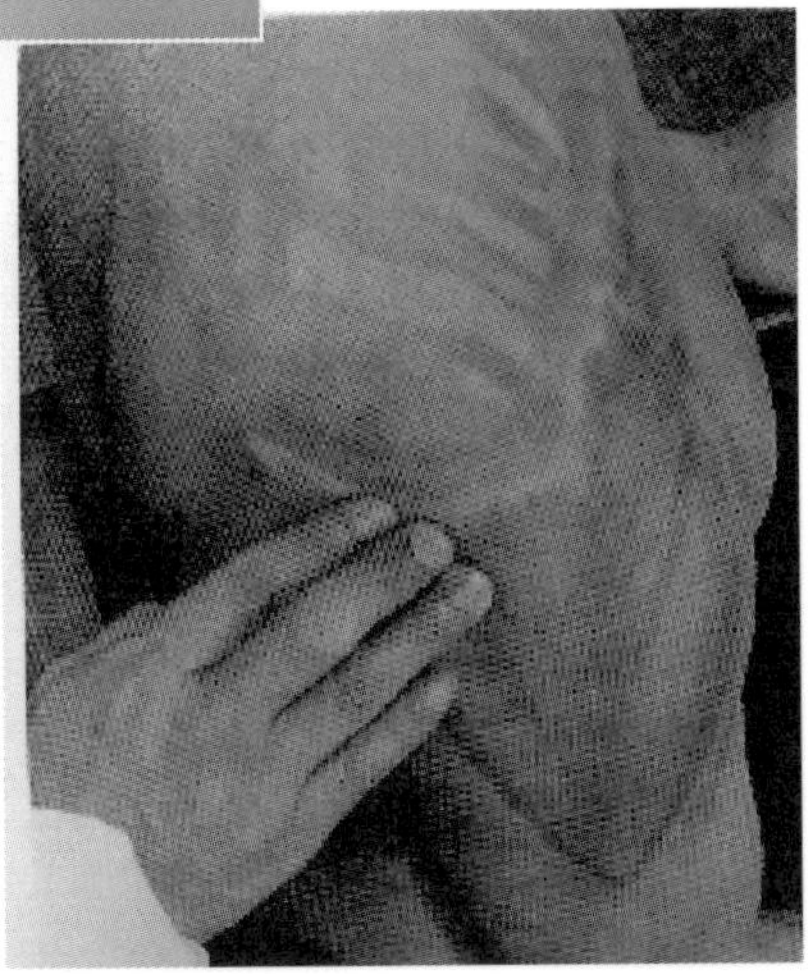

●三角筋のほぐし方

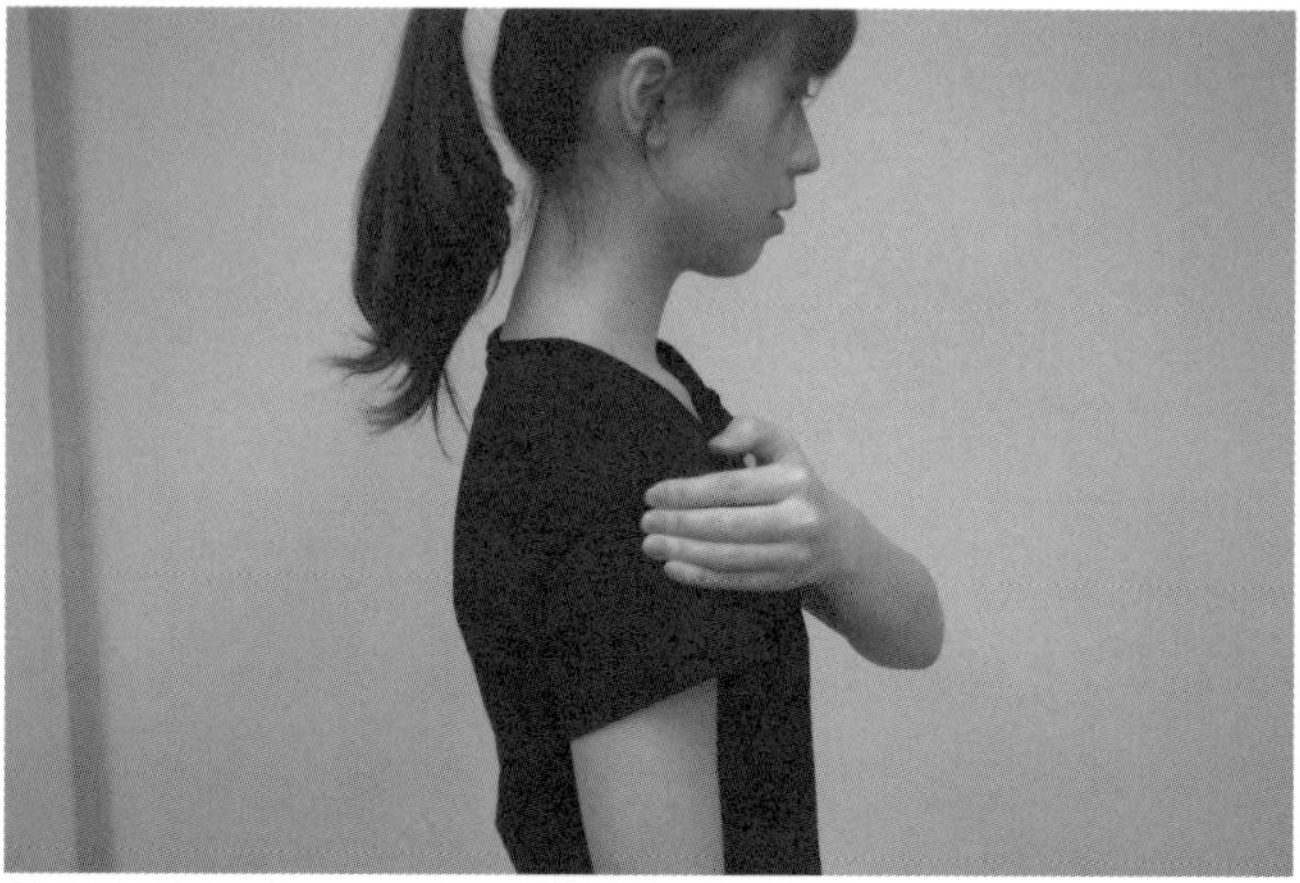

① 三角筋の真ん中部分を指の腹で引っかけるようにします。

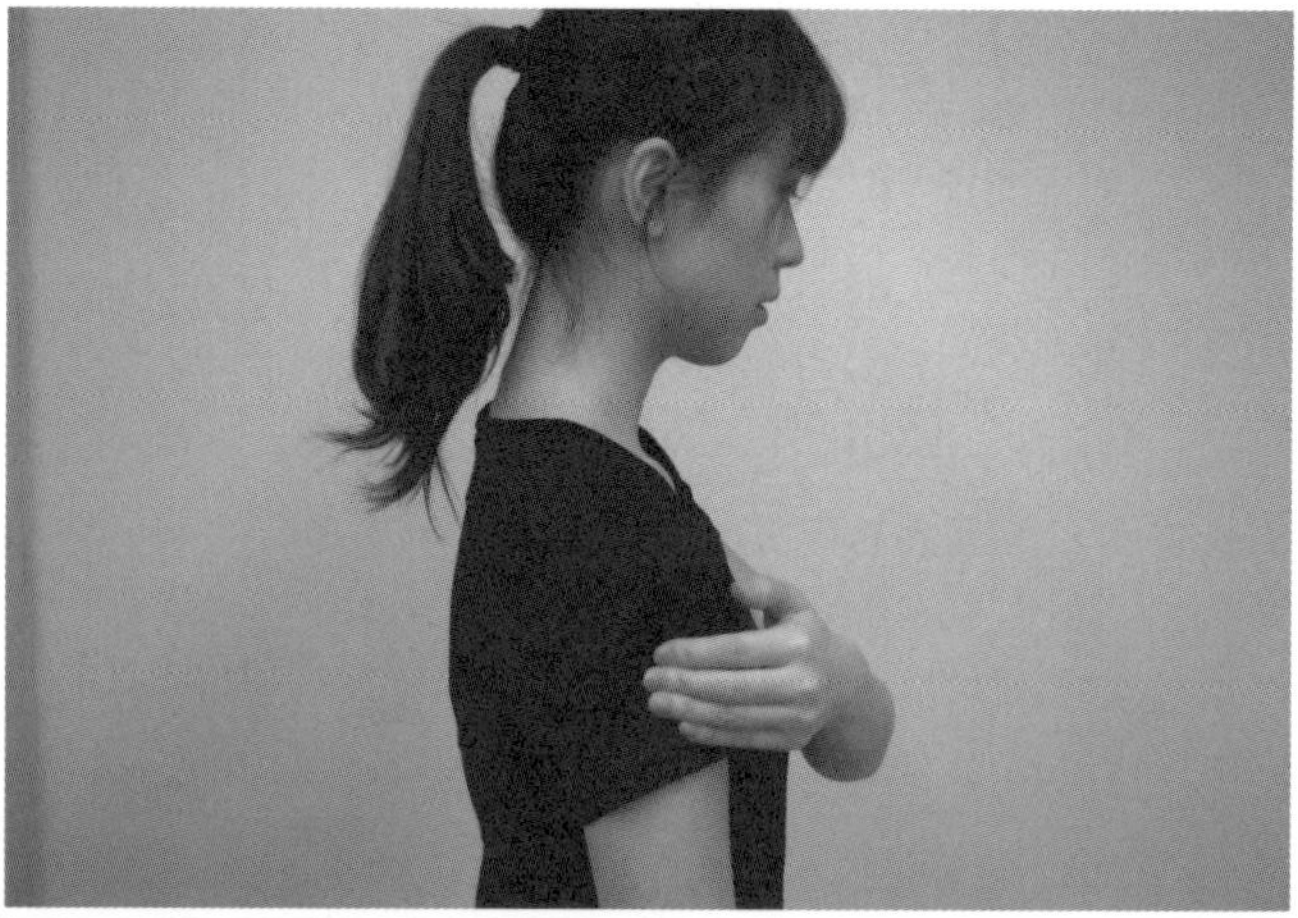

② はじいてほぐします。最初は、優しくほぐし、徐々に慣れてきたら強くしてください。

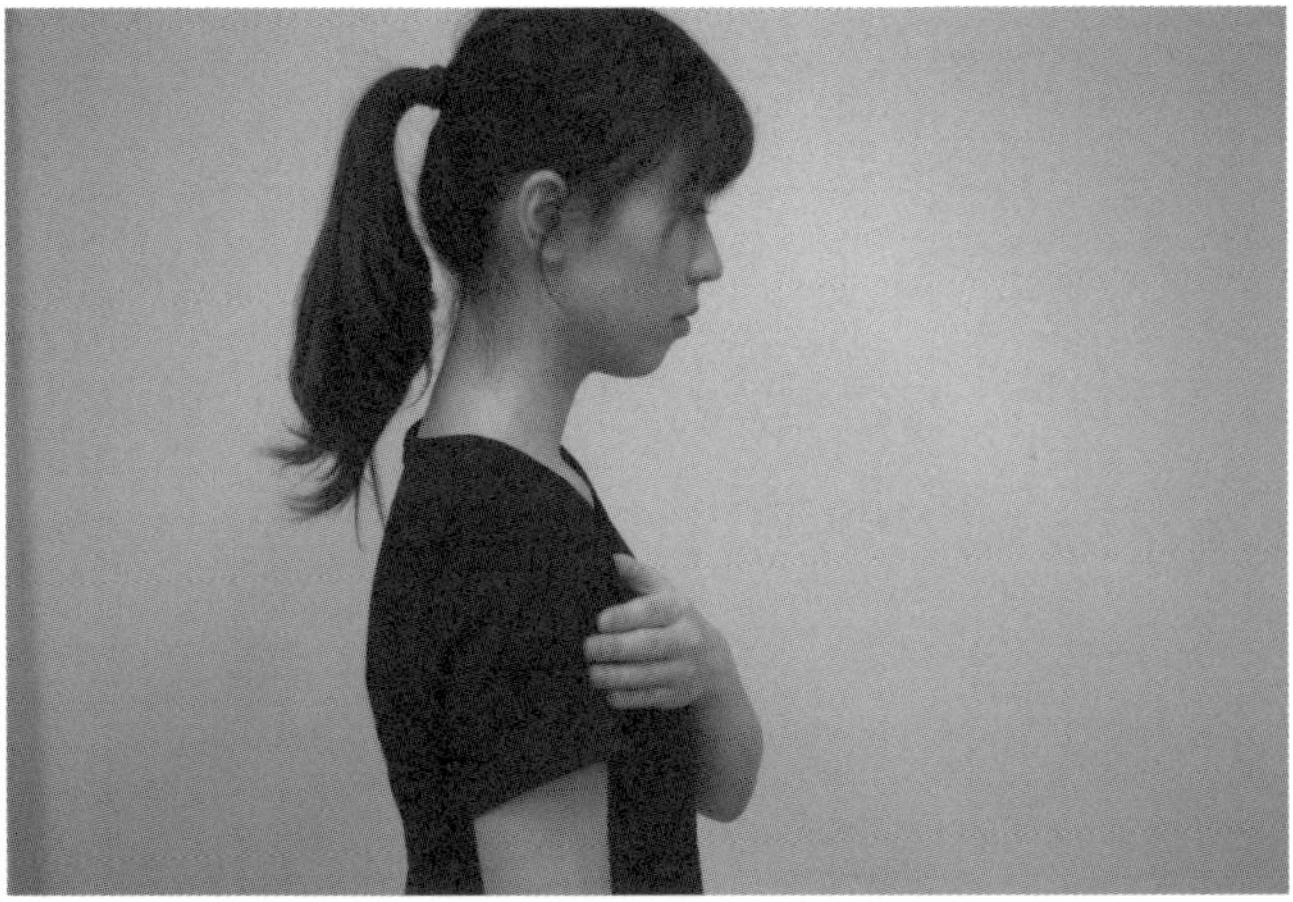

③　三角筋の前側の繊維も硬くなりやすいので、しっかりほぐします。
④　硬さが柔らかくなると、ほぐすのをやめてください。

注意事項
・強さを気にするようにしてください。
・ほぐす際に爪で引っかけないようにしてください。

前から手を上げられない方必見（大胸筋のケア）

大胸筋が何らかの原因で活動不全を起こし、五十肩の原因になっている場合は、前から手を上げるのが辛くなり、上げられる角度が減ってきます。

前から手を上げるのが辛い方は、大胸筋の筋肉を緩めていきましょう。

大胸筋のほぐし方

① 鎖骨のすぐ下から肩の先にかけて凝りをほぐします。
② 凝りを見つけたら、凝りをたどりながら下に下がってほぐします。
③ 凝りの強いところは重点的にほぐします。
④ 1回30秒を2～3セット行います。
⑤ 大胸筋をほぐした後は、前から肩を上げ下ろしして大胸筋を動かします。
⑥ 大胸筋をほぐした後は、横からも肩を上げ下ろしして大胸筋を動かします。
⑦ 筋肉痛になりやすいので注意してください。

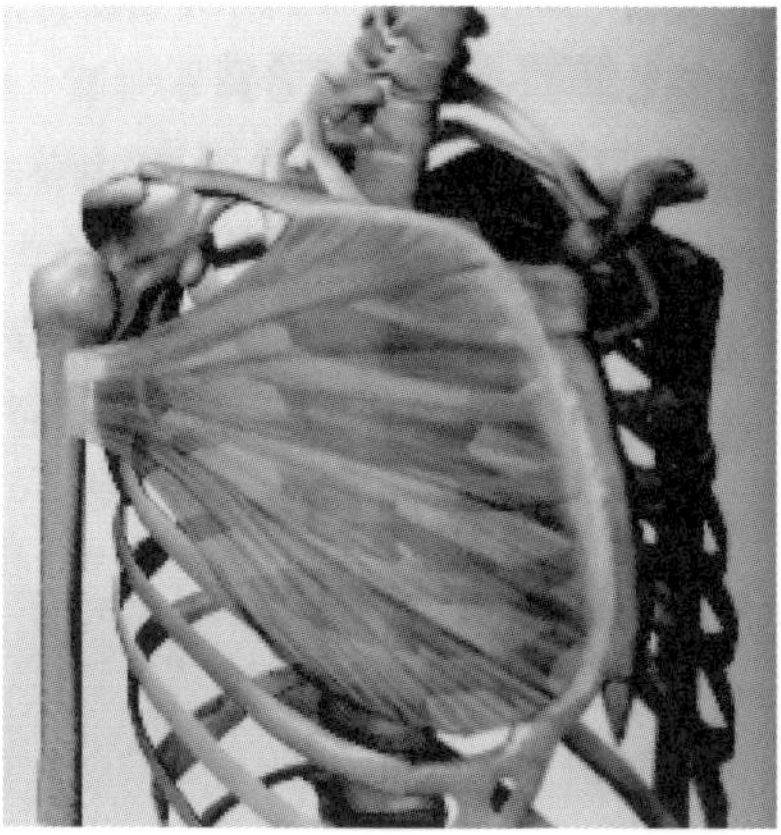

大胸筋は、鎖骨部分に凝りが多くあるので、鎖骨の下の部分を重点的にほぐしてください。

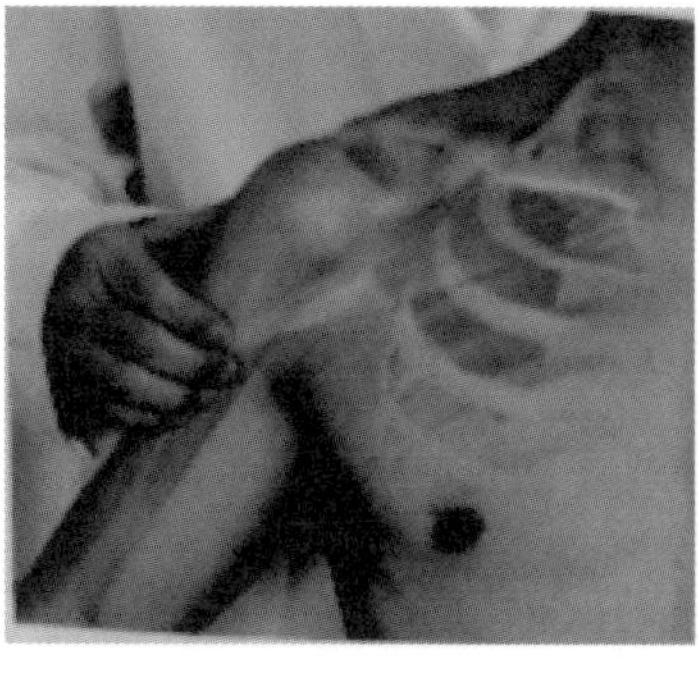

腕の骨のほうにまで筋肉がついているので、追いかけながらほぐしてください。

●大胸筋のほぐし方

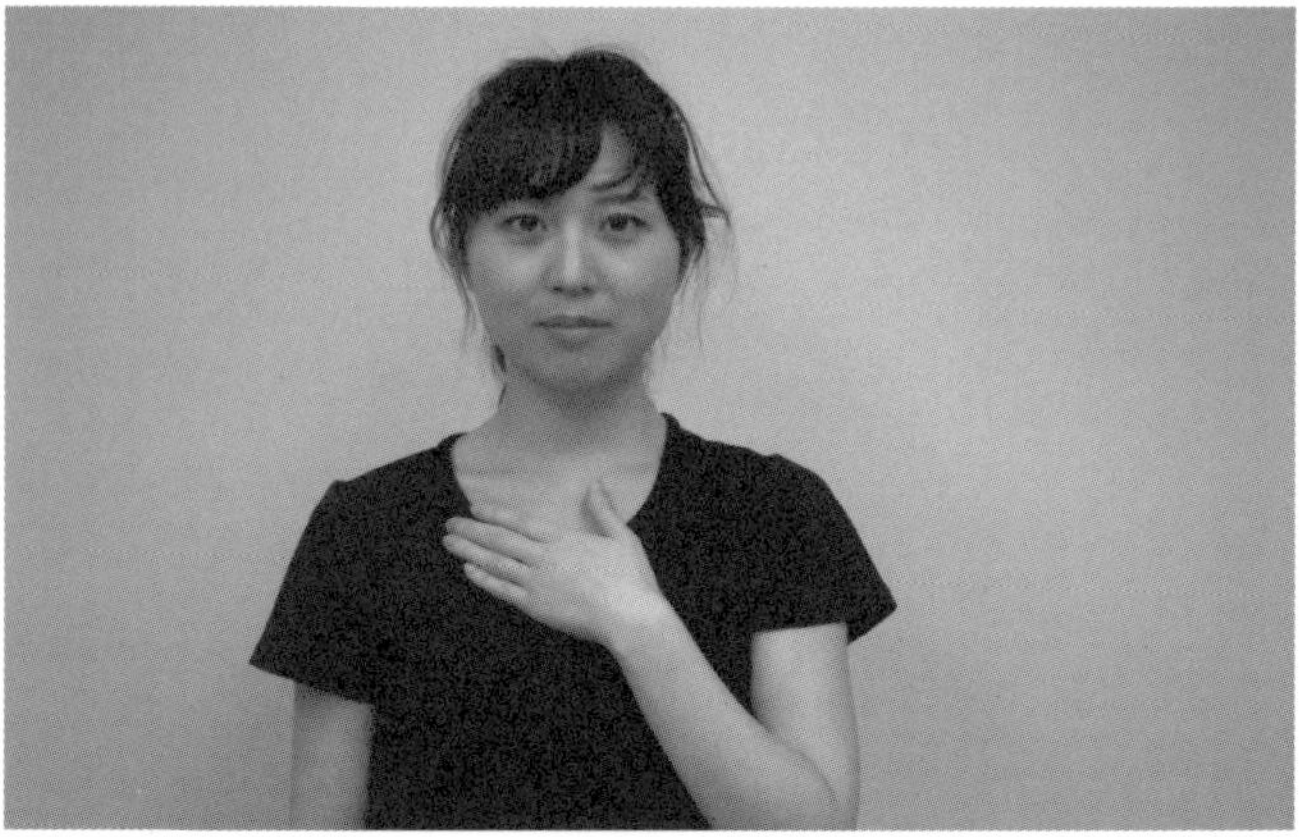

① 鎖骨のすぐ下から肩の先にかけて凝りをほぐします。

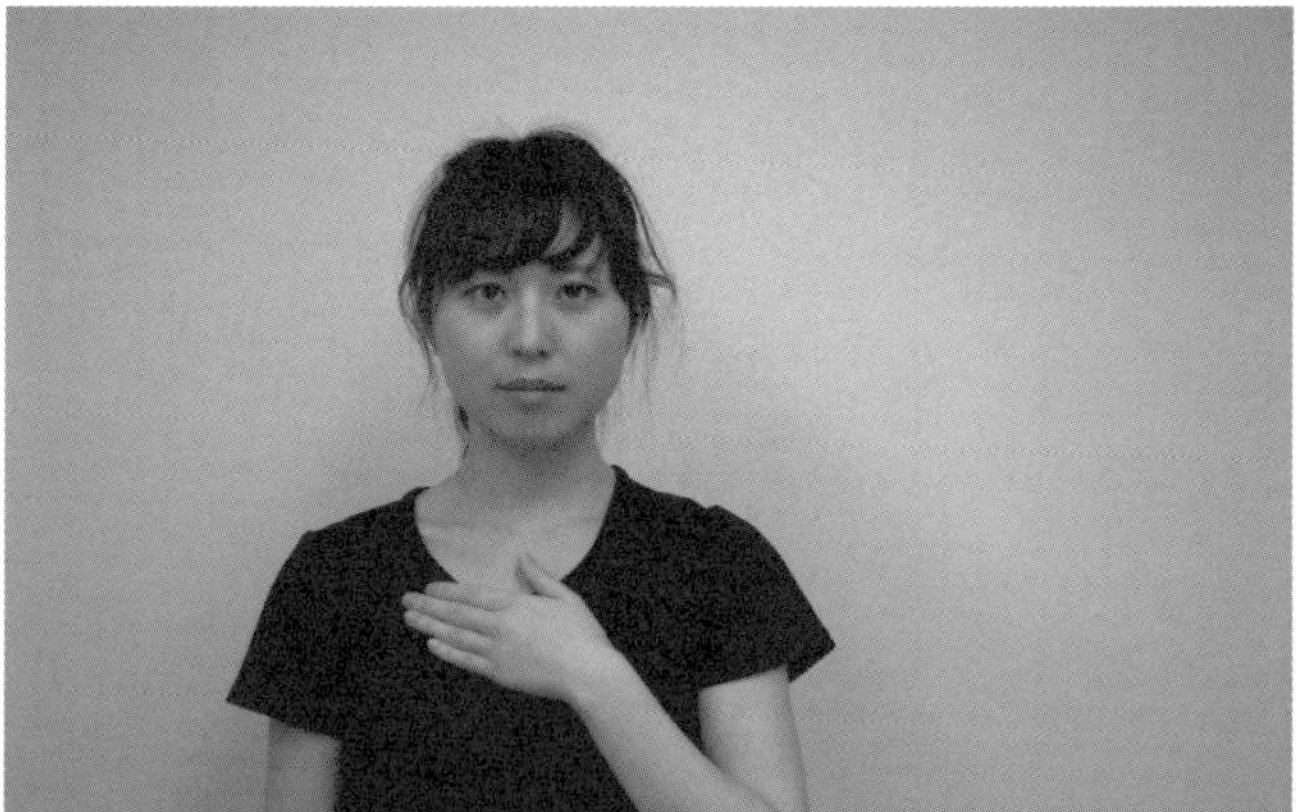

② 凝りを見つけたら、凝りを辿りながら、下に下がってほぐします。
③ 凝りの強いところは、重点的にほぐします。
④ 1回30秒を2～3セット行います。

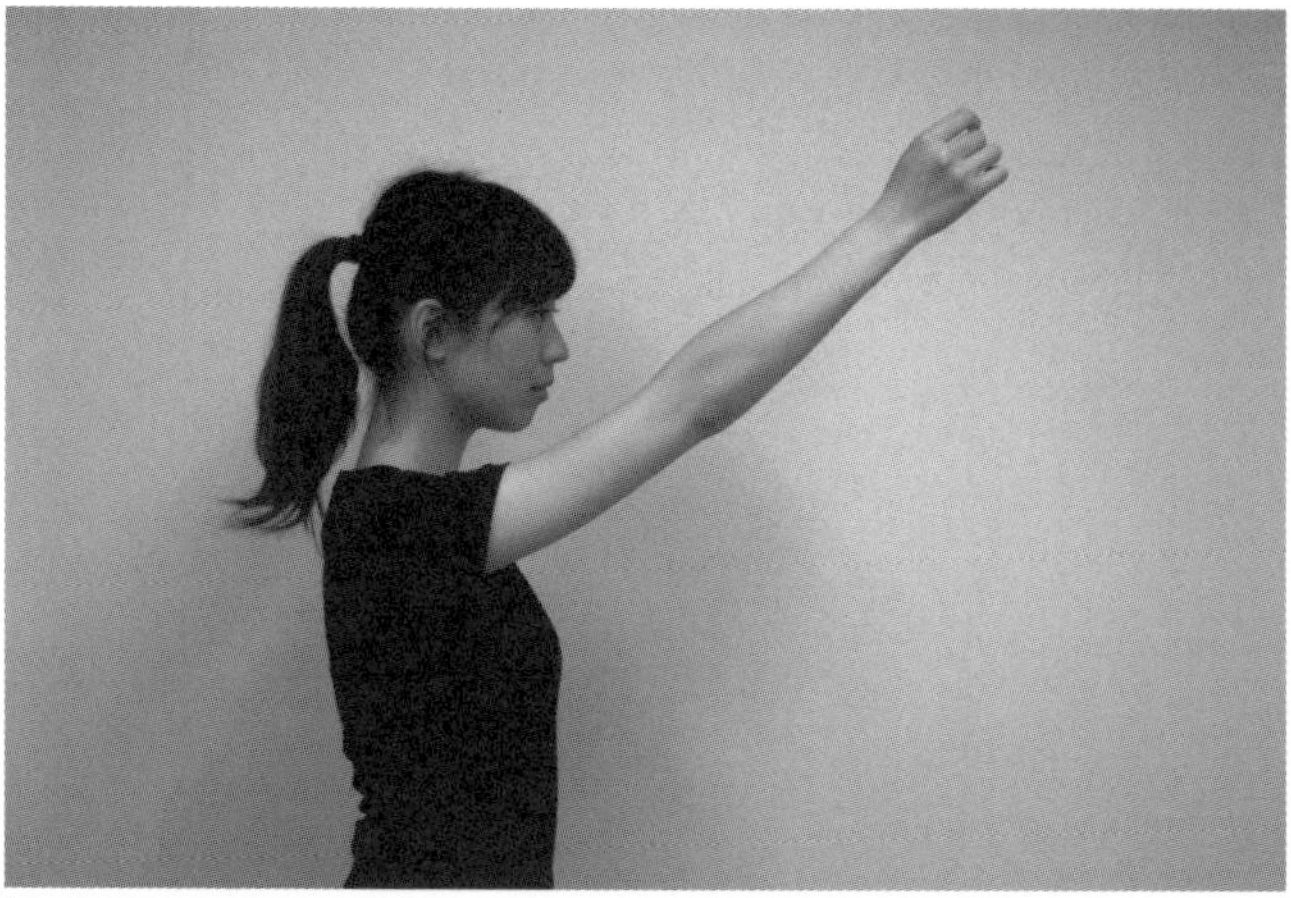

⑤　大胸筋をほぐした後は、前から肩を上げ下ろしして大胸筋を動かします。

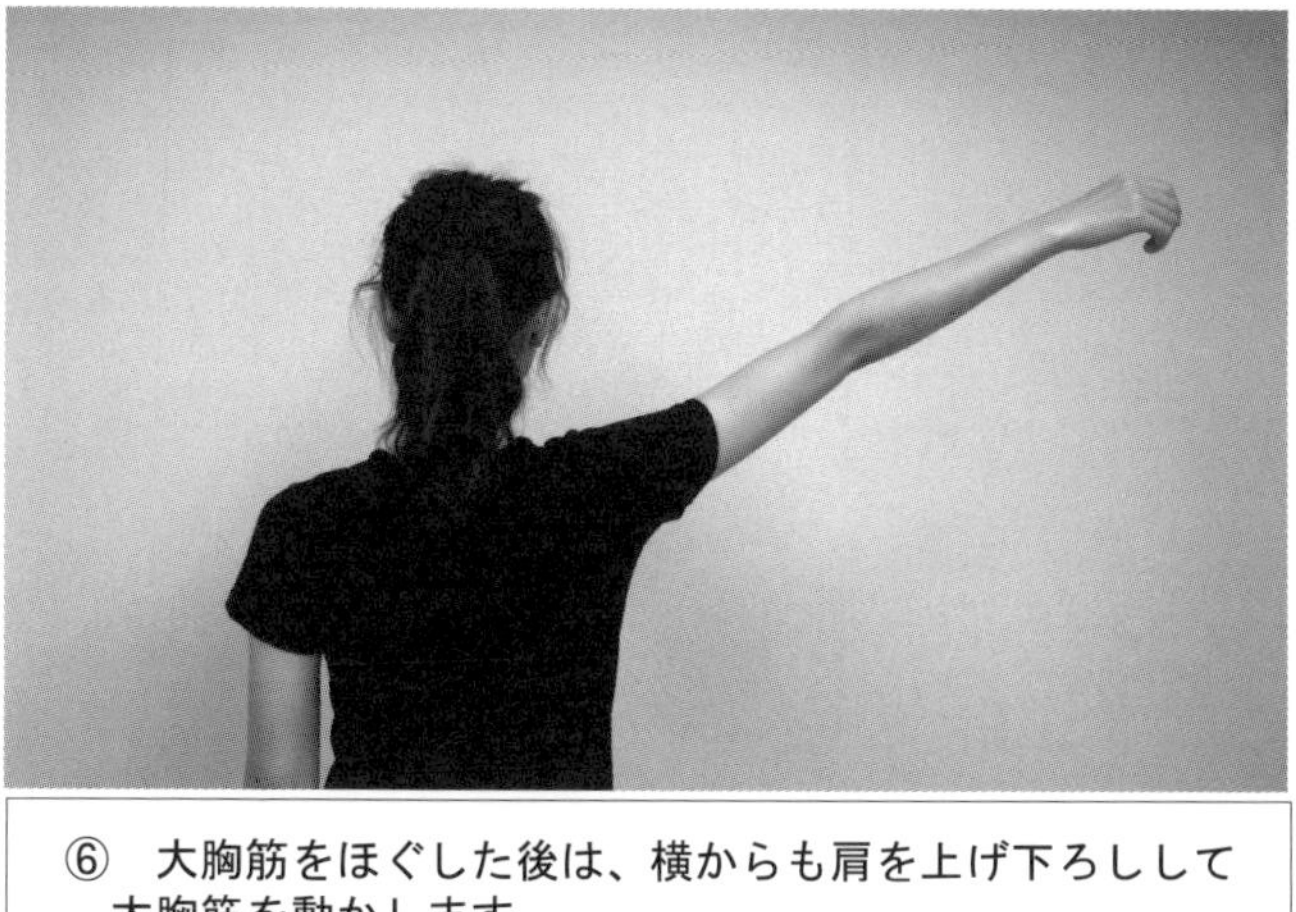

⑥　大胸筋をほぐした後は、横からも肩を上げ下ろしして大胸筋を動かします。
⑦　筋肉痛になりやすいので注意してください。

運動不足が脇の筋肉の拘縮を起こす（前鋸筋《ぜんきょきん》のケア）

前鋸筋は、脇腹から肩甲骨についている筋肉ですが、普段、前鋸筋が伸ばされることが少なく、硬くなりがちです。

実際、五十肩を患っている患者さんは、前鋸筋が硬く、筋肉の柔軟性もなくなっています。

前鋸筋のほぐし方

① 写真のように片方の手で脇腹を押えます。
② 脇腹を押えた状態で手を横から上げます。
③ 手を上げると同時に下に押し下げます。
④ 押えるポイントを変えながら繰り返します。
⑤ 10回を3セット繰り返します。

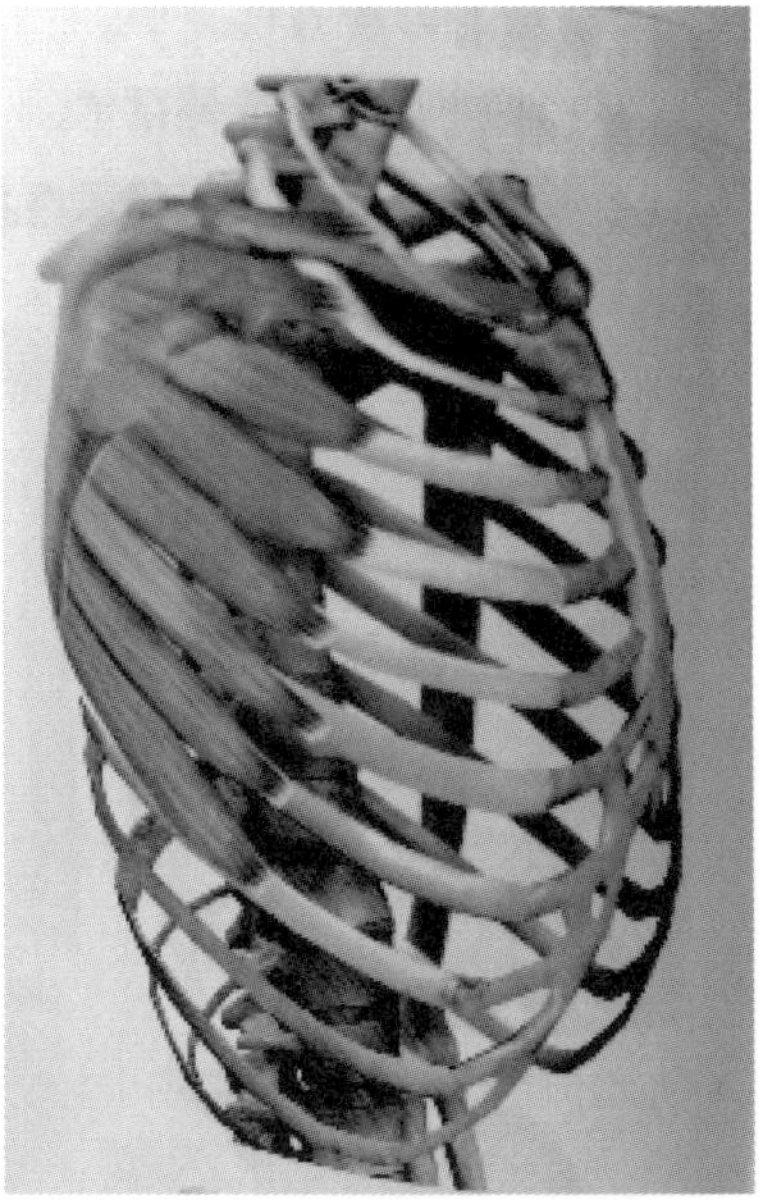

前鋸筋は広い範囲でついています。
脇の下から30㎝くらい下までついてるので、広い範囲でほぐしてください。

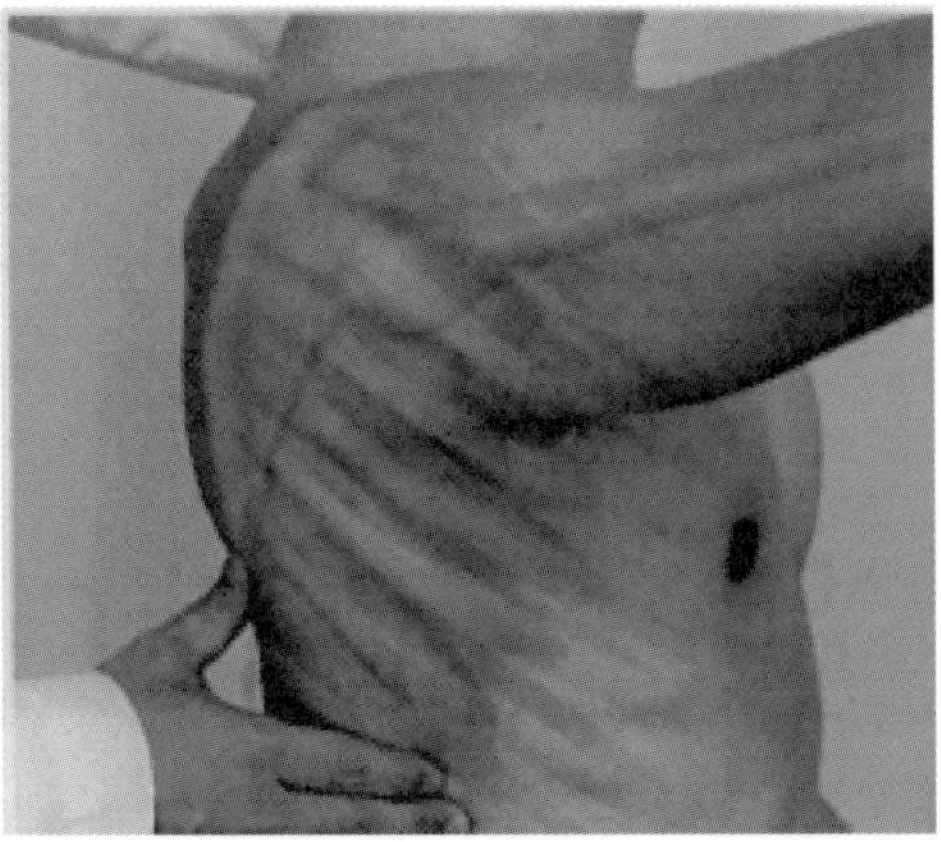

●前鋸筋のほぐし方

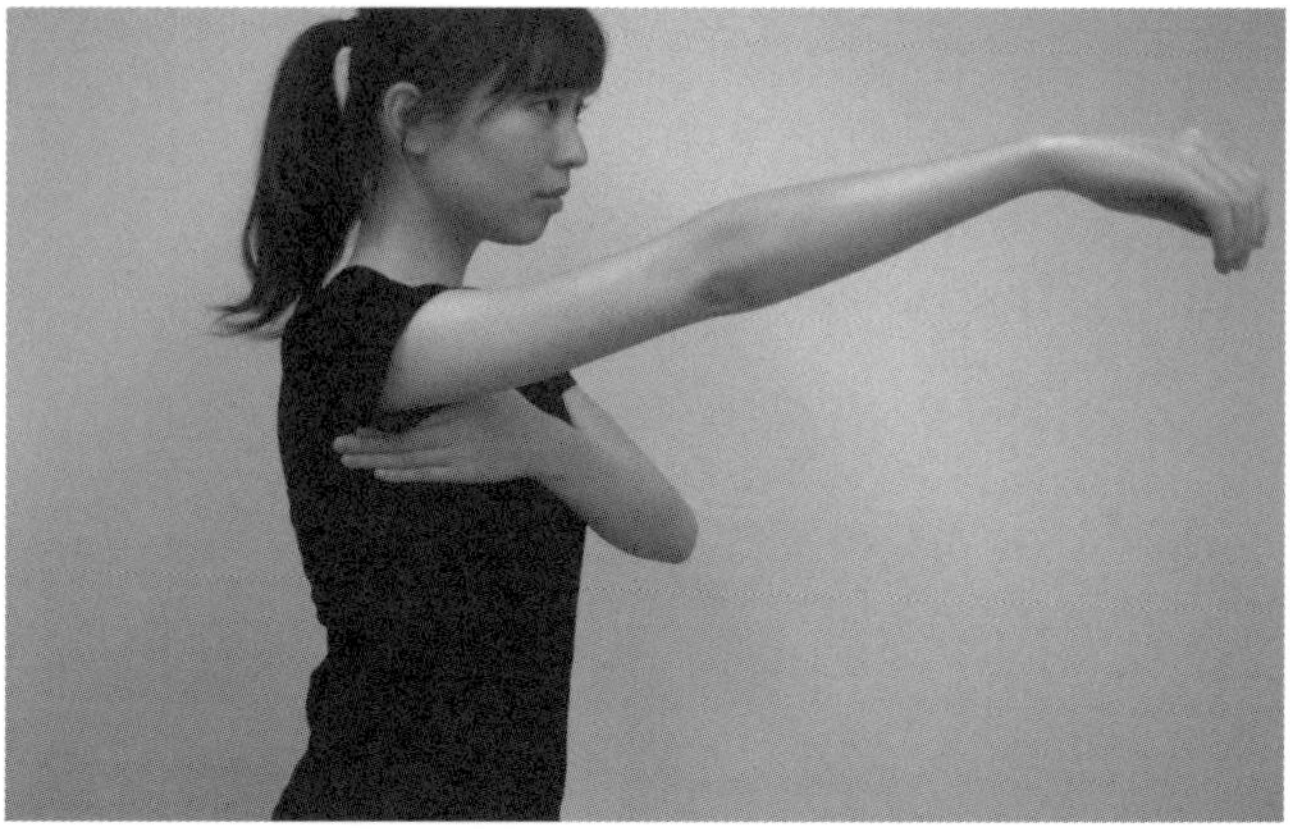

① 片方の腕を前方に突き出し、反対側の手で脇腹を押えます。
② 脇腹を押えた状態で腕を横から上げます。

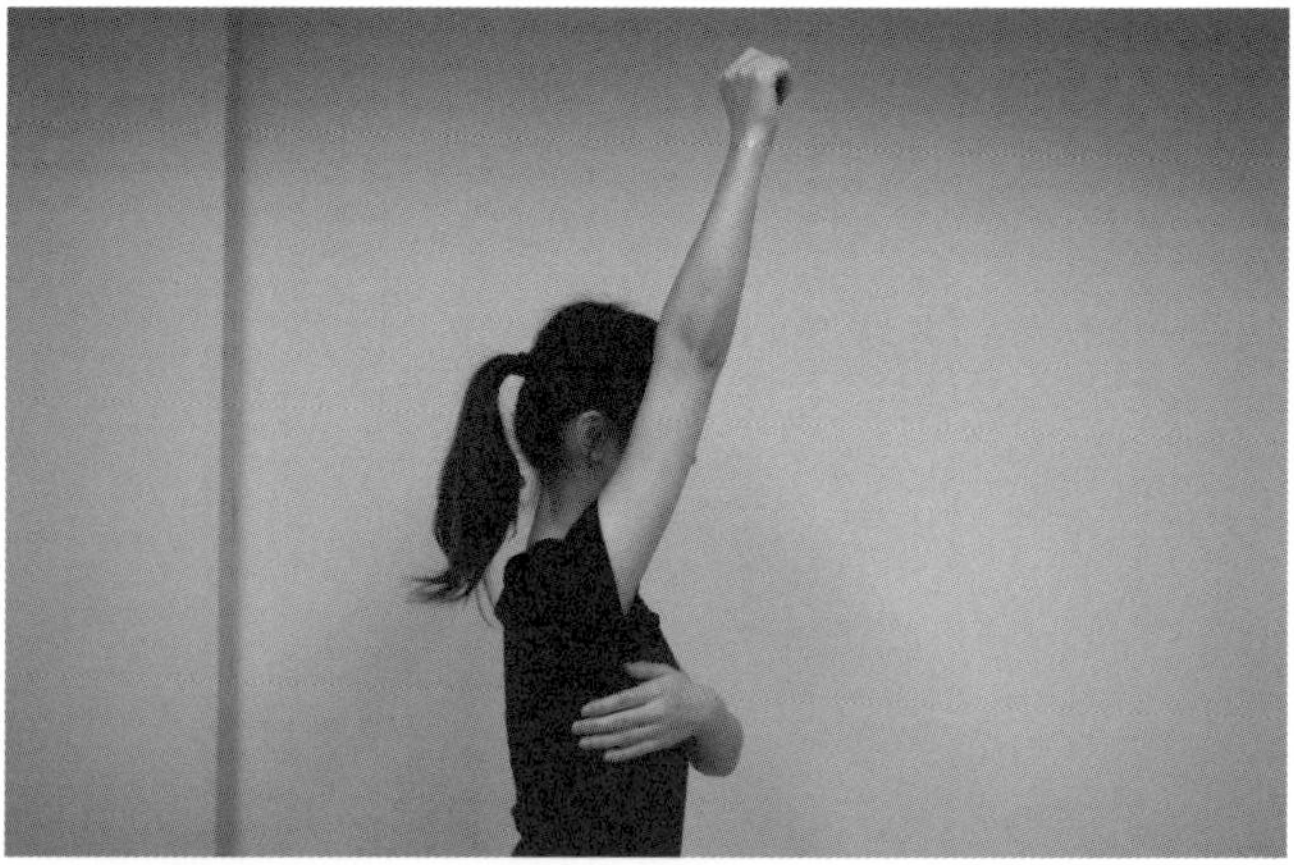

③ 腕を上げると同時に下に押し下げます。
④ 押えるポイントを変えながら繰り返します。
⑤ 10回を３セット繰り返します。

腕を痛だるくさせているのはこれだ（上腕三頭筋）

上腕三頭筋《じょうわんさんとうきん》は、肘を伸ばすときに使う筋肉になります。主に、肘を伸ばす際に使う筋肉ですが、腕を釣り上げておく筋肉でもあります。

五十肩が原因で、上腕三頭筋を使わなくなり、腕の重みを支えることができなくなり、腕の痛みになっていくことがあります。

お風呂場の鏡で、左右の二の腕を比べてみると、その変化が顕著にわかります。

上腕三頭筋のほぐし方

① 片方の手で上腕三頭筋をつまみます。
② つまんだ状態をキープしながら肘を曲げたり伸ばしたりします。
③ 10回を3セット行います。
④ 肘の関節が伸び切る、曲げき切るように曲げ伸ばしします。
⑤ 皮膚が薄い部分なので、青あざにならないように気をつけます。

後ろから見た図

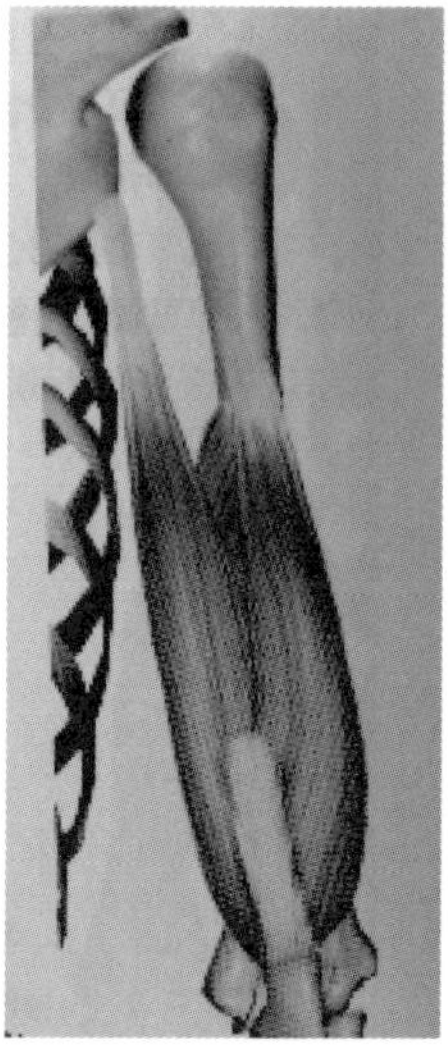

三頭筋は、肘から肩甲骨のほうまでついている筋肉になります。

肘から脇の下くらいまでの範囲で繰り返しほぐすようにしてください。

腕を釣り上げている筋肉の１つでもありますので、しっかりほぐして、筋肉をケアしてください。

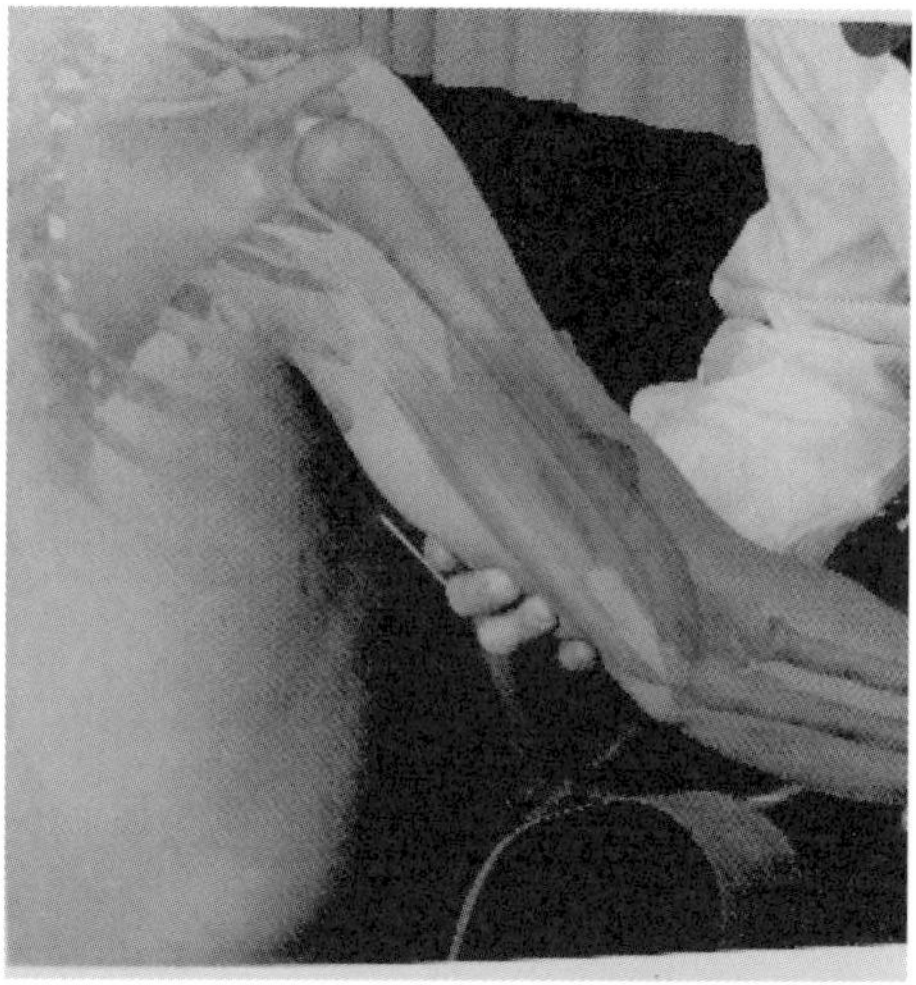

●上腕三頭筋のほぐし方

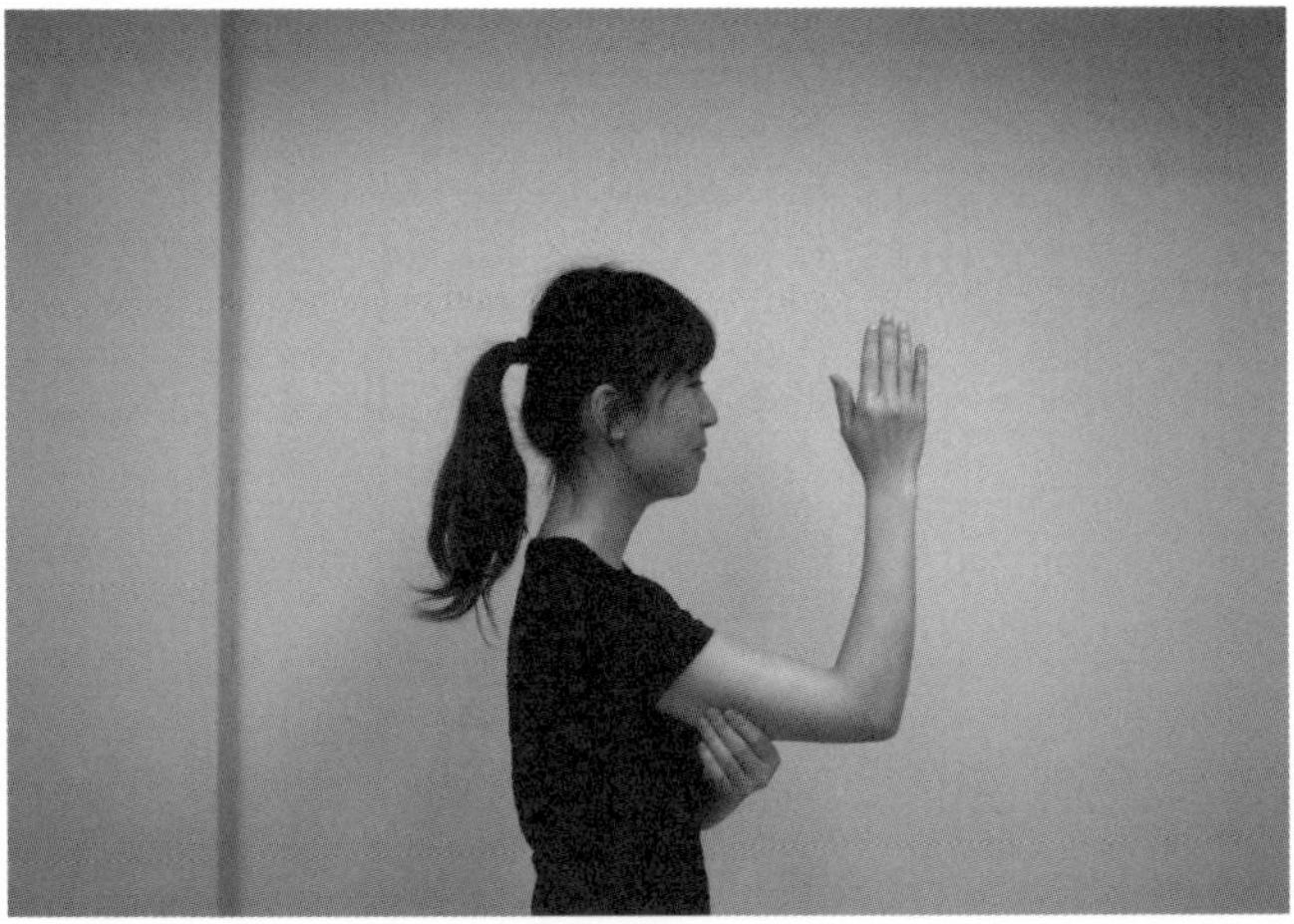

①　片方の手で上腕三頭筋をつまみます。

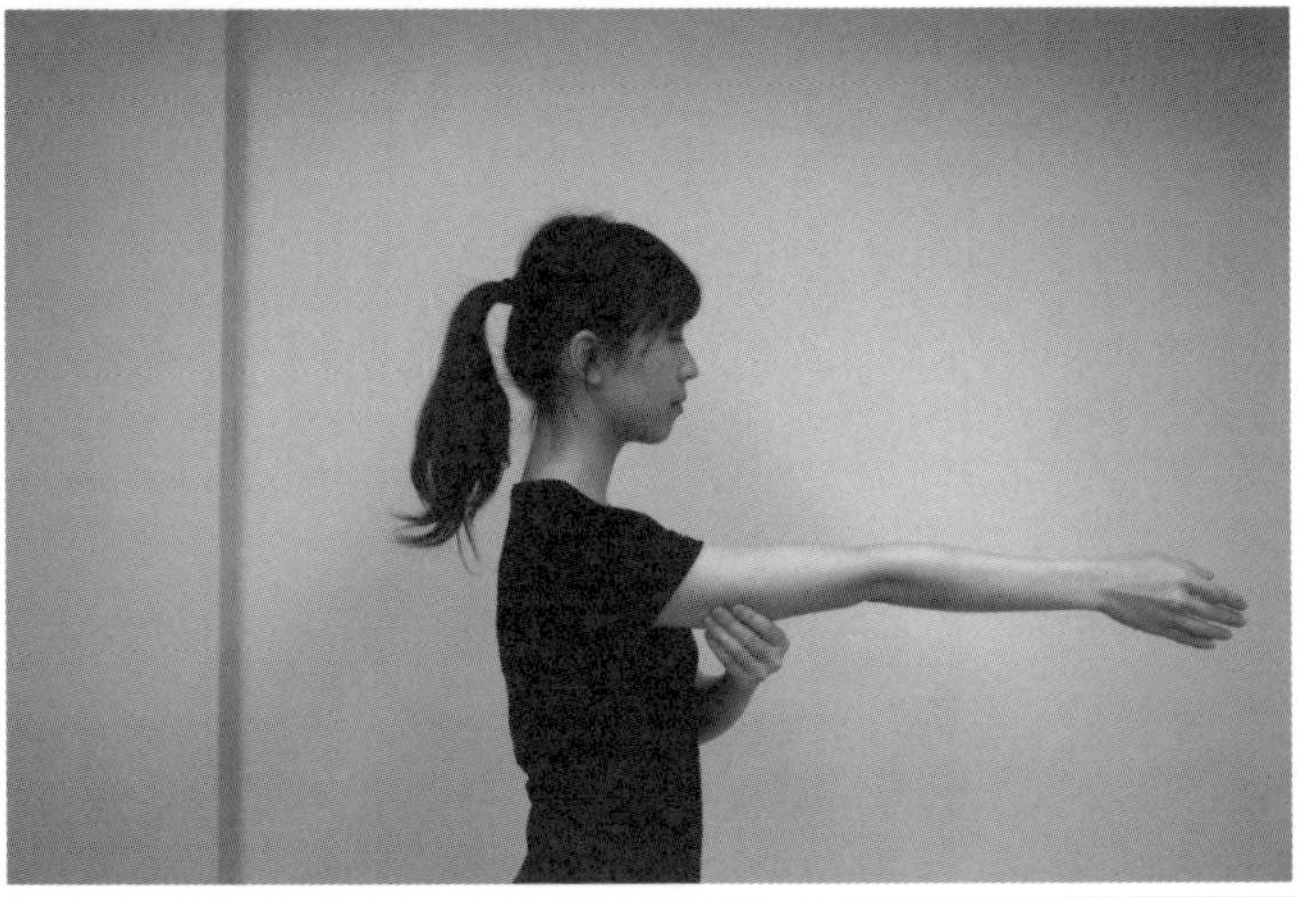

②　つまんだ状態をキープしながら、肘を曲げたり、伸ばしたりします。

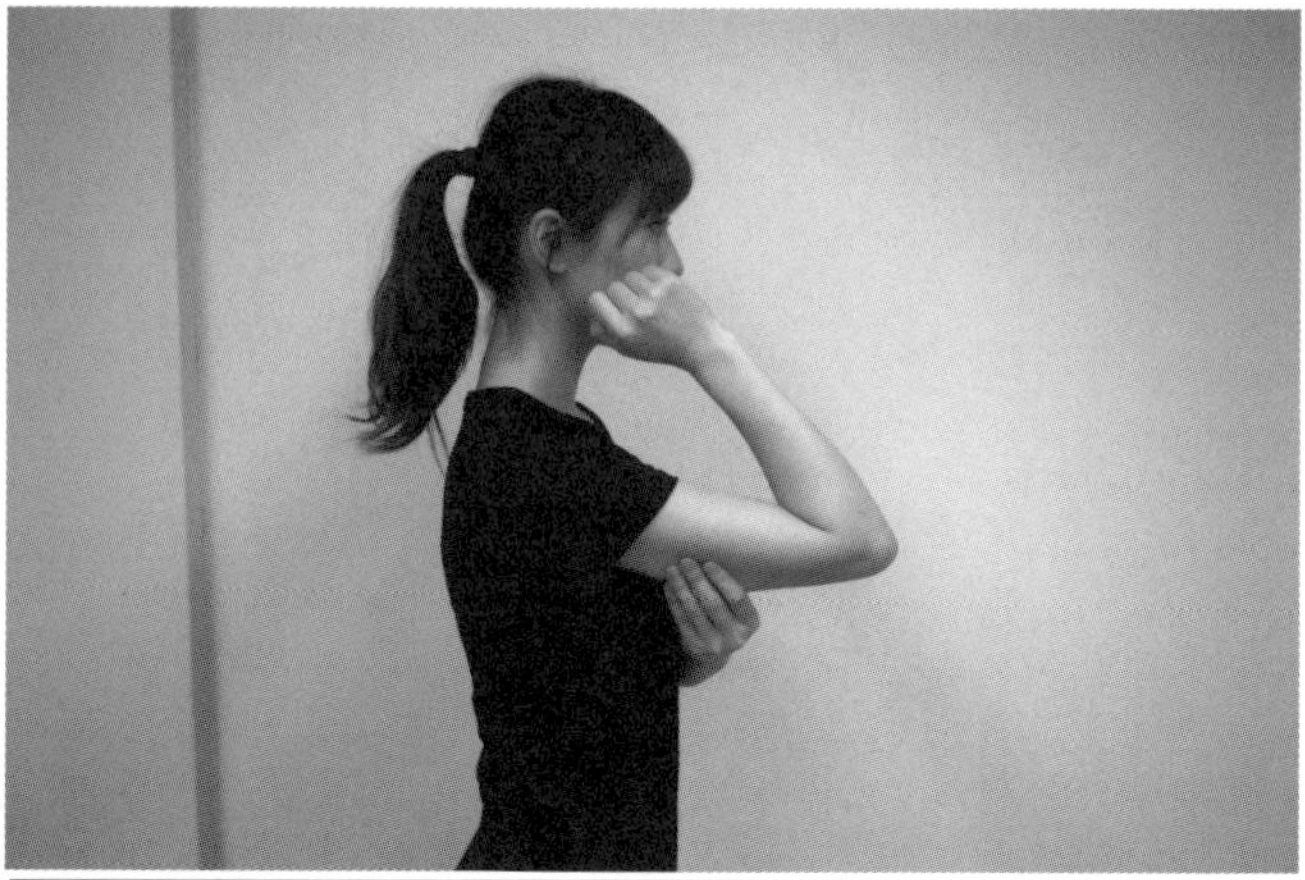

③　10回を３セット行います。
④　肘の関節が伸び切る、曲げき切るように曲げ伸ばします。

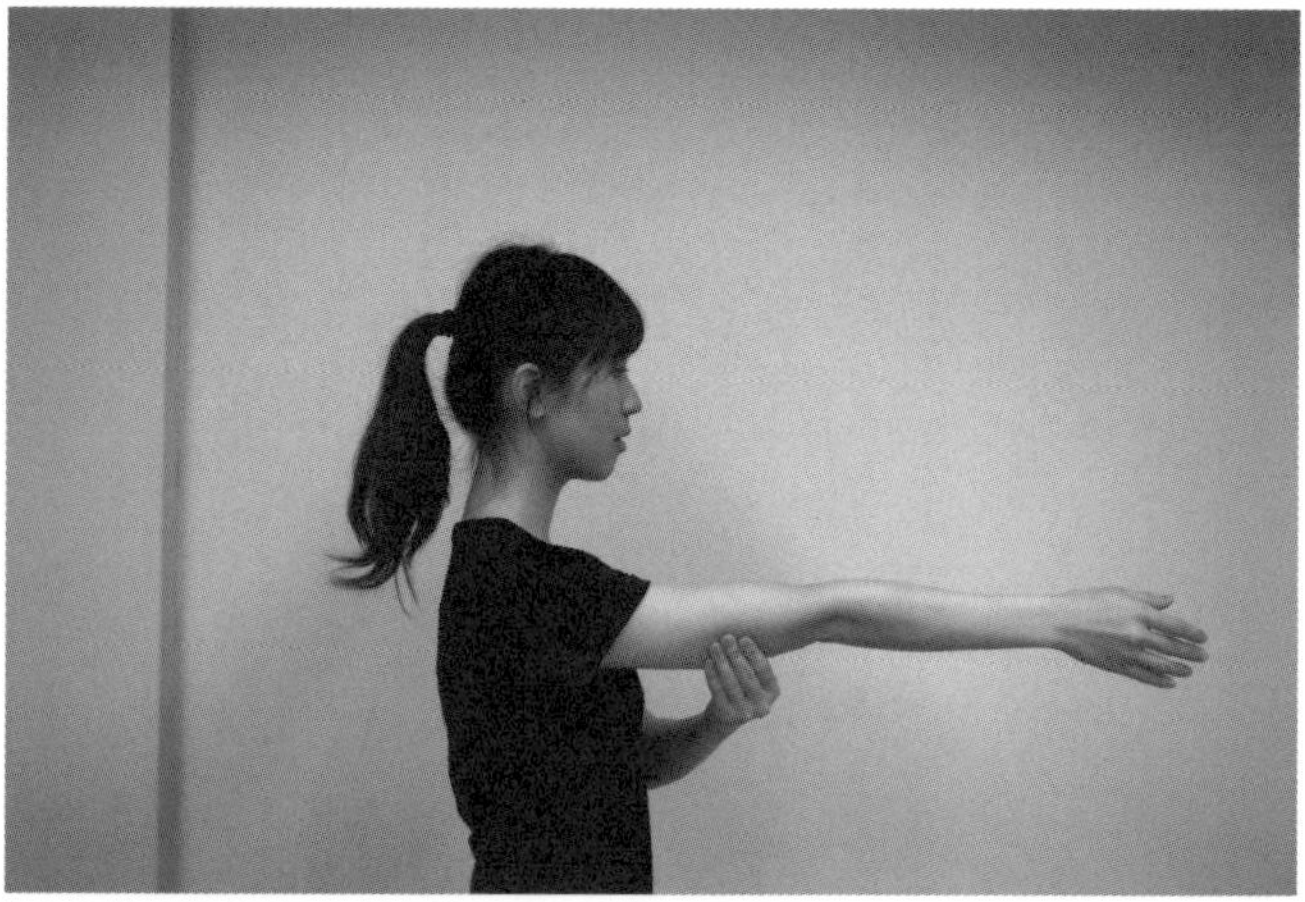

⑤　皮膚が薄い部分なので、青あざにならないように気をつけます。

使いすぎて痛みが出る筋肉（上腕二頭筋）

上腕二頭筋《じょうわんにとうきん》は、直接炎症を起こすことはあまりないですが、棘下筋、三角筋、大胸筋などの筋肉が炎症部分をかばい疲弊することで、上腕二頭筋にも負担がまわってきます。その結果、上腕二頭筋も痛みや炎症が起きてきます。

上腕二頭筋もケアできると、肩の痛みも早く改善されるので、ケアを行っていきましょう。

上腕二頭筋のほぐし方

①　親指で上腕二頭筋部を押さえます。
②　適度に親指で押さえている状態で、肘を曲げたり伸ばしたりします。
③　２～３回、同じポイントで肘の曲げ伸ばしを行ってください。
④　③が終わったら、ポイントを変えて、３～５セット行ってください。

痛みを放置し続けると、上腕二頭筋腱断裂になってしまいます。そうなれば、手術しないと繋げられなくなります。

もっとも、高齢者の場合は、手術には負担が伴うため、周りの筋肉にサポートさせ、代償作用である程度動かせるようになるまで保存療法になります。

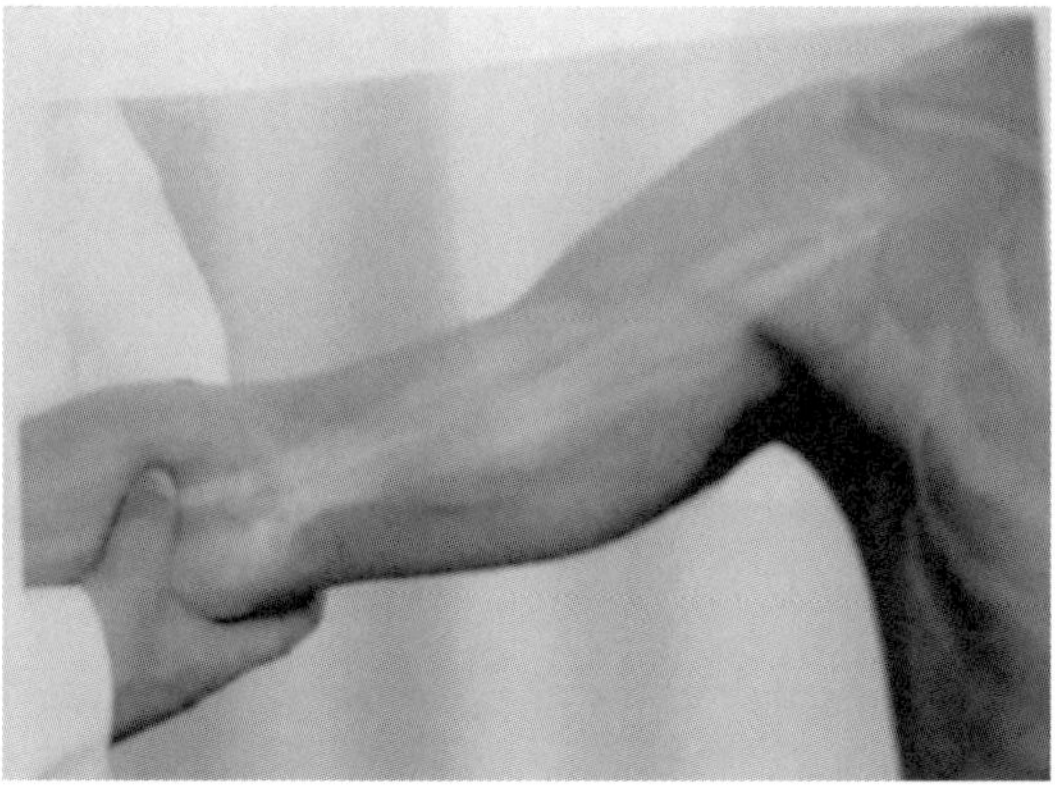

腕の前から肩のつけ根までついている筋肉です。

全体的にほぐれるようにしてください。

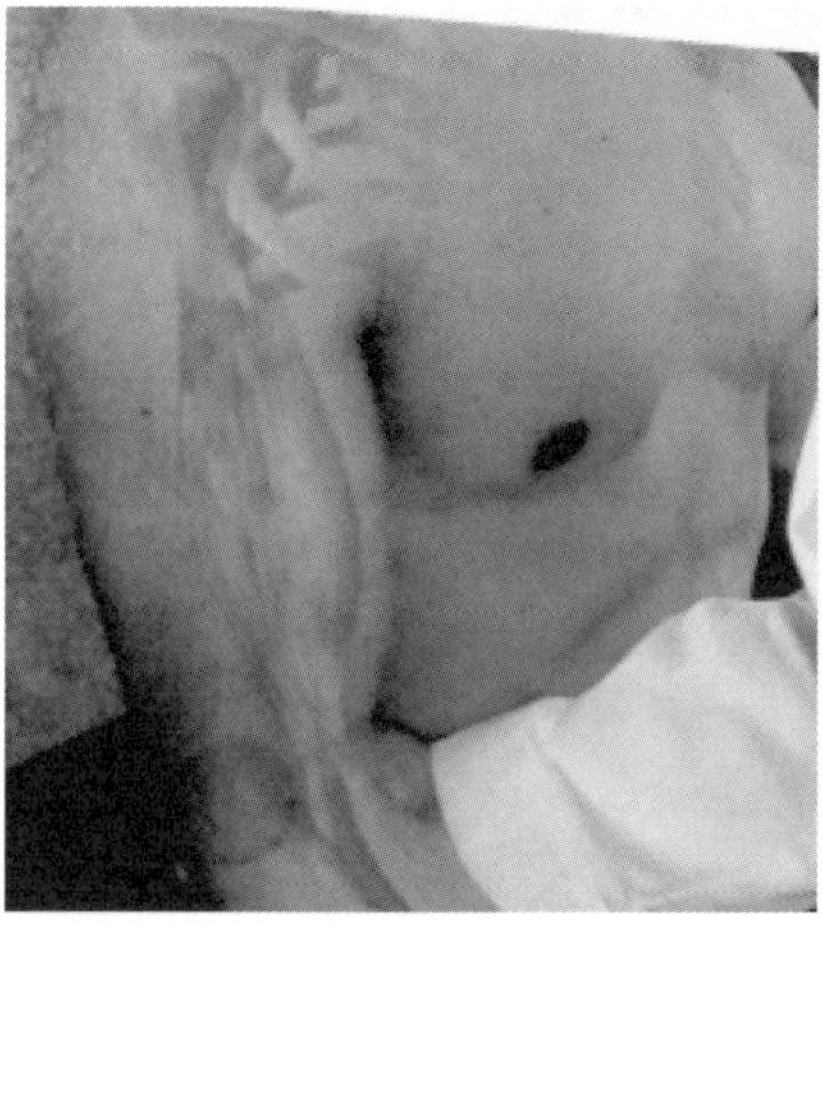

前から見た図

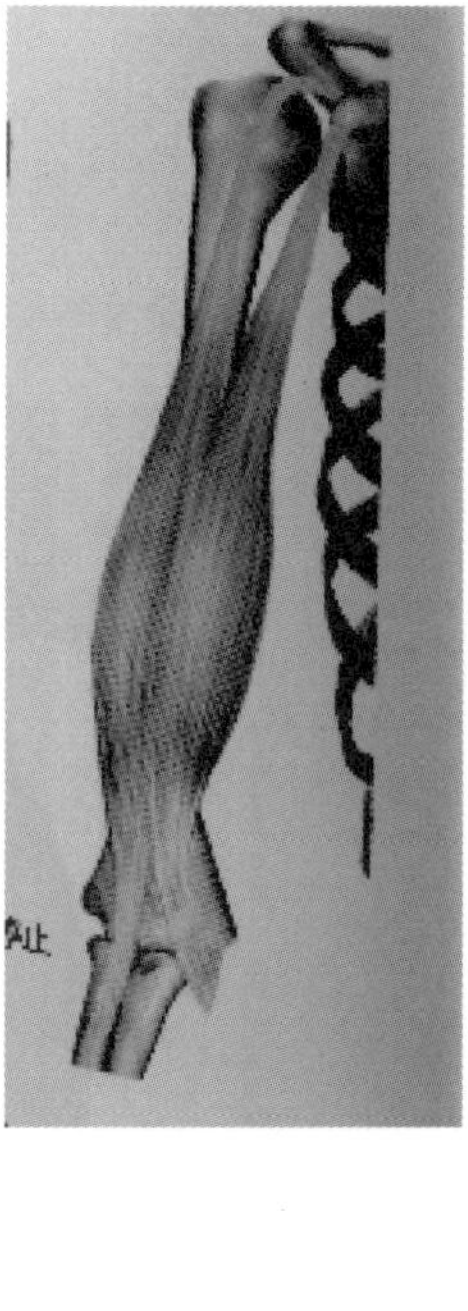

●上腕二頭筋のほぐし方

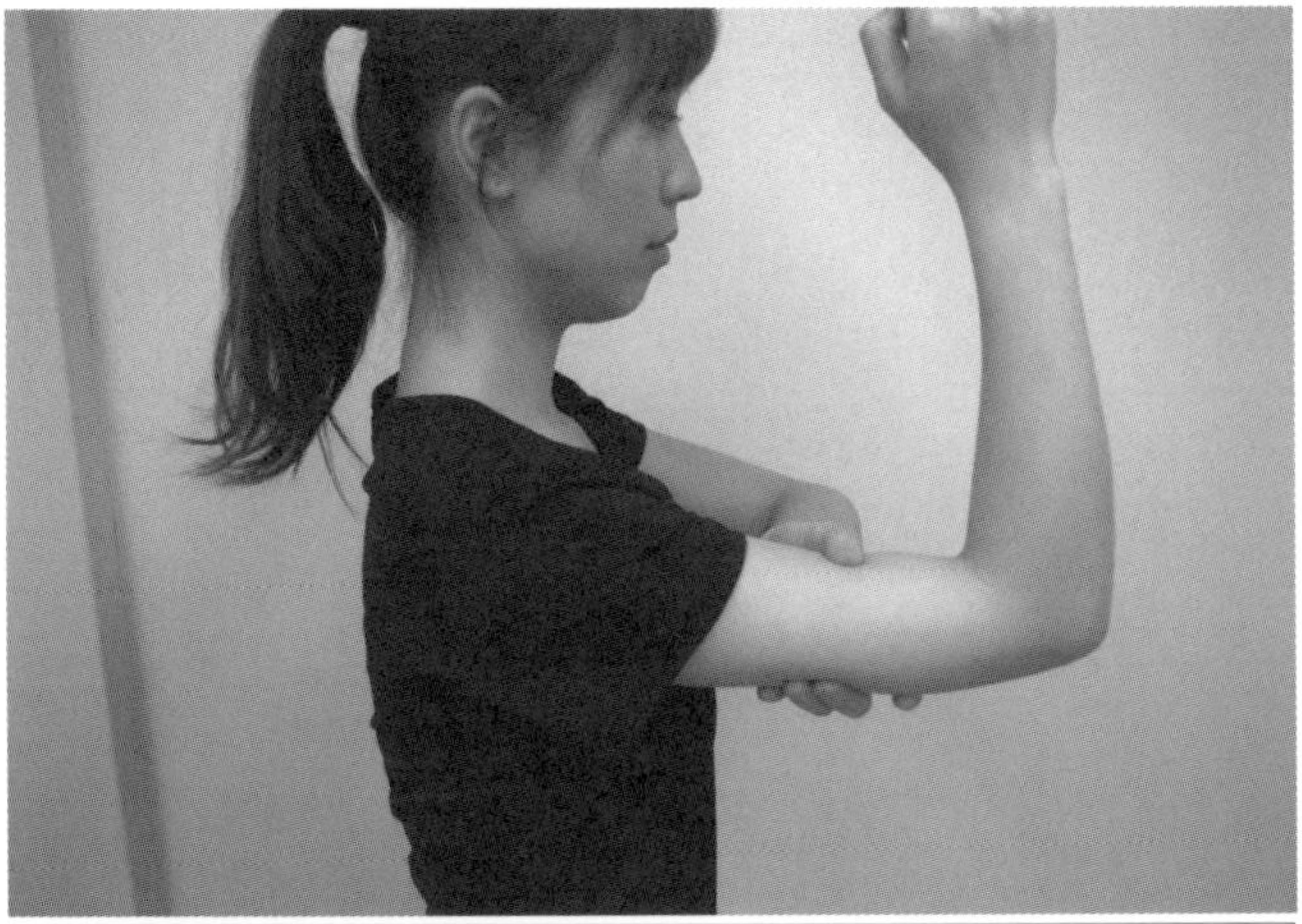

①　親指で上腕二頭筋部を押えます。

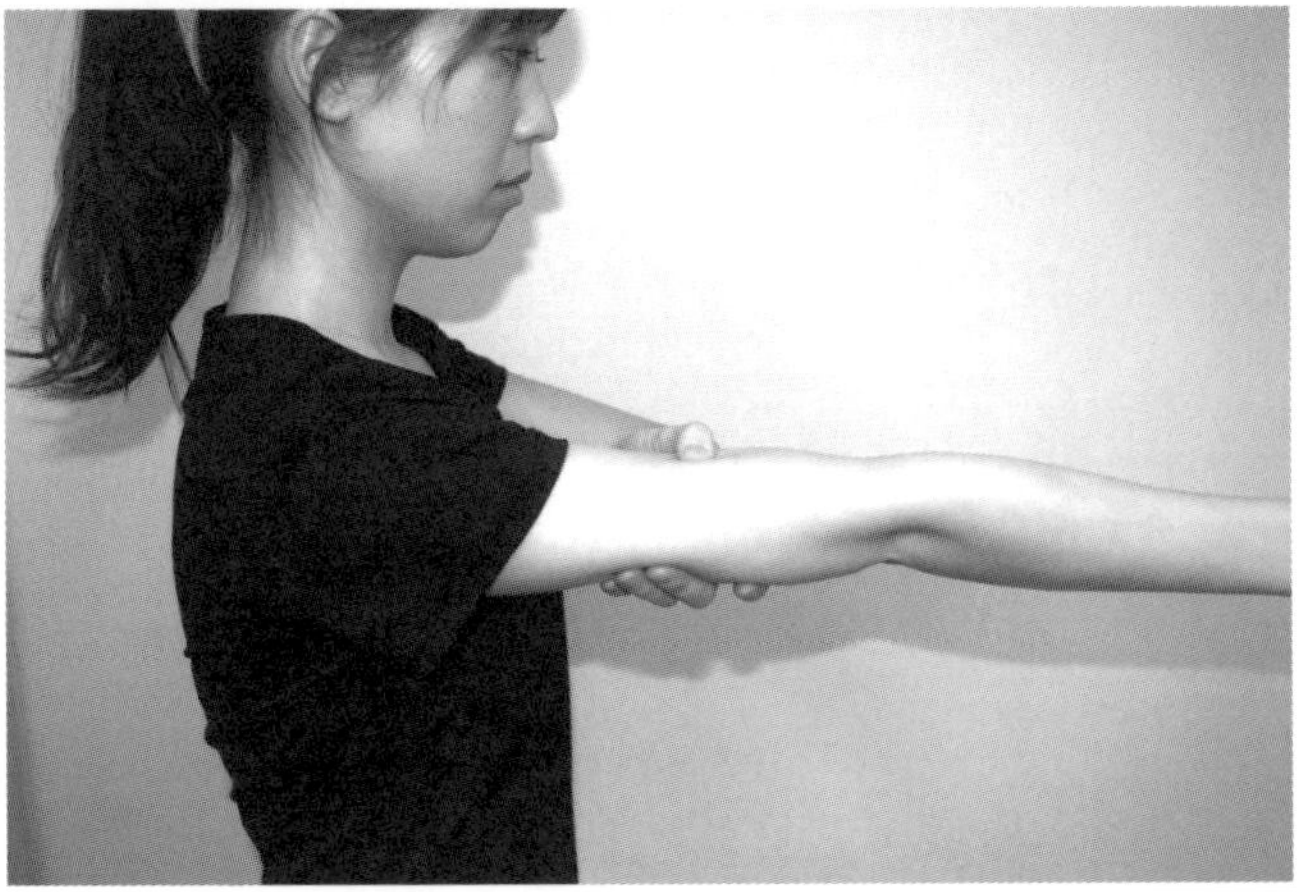

②　適度に親指で押さえてる状態で、肘を曲げたり伸ばしたりします。
③　２～３回同じポイントで肘の曲げ伸ばしを行ってください。

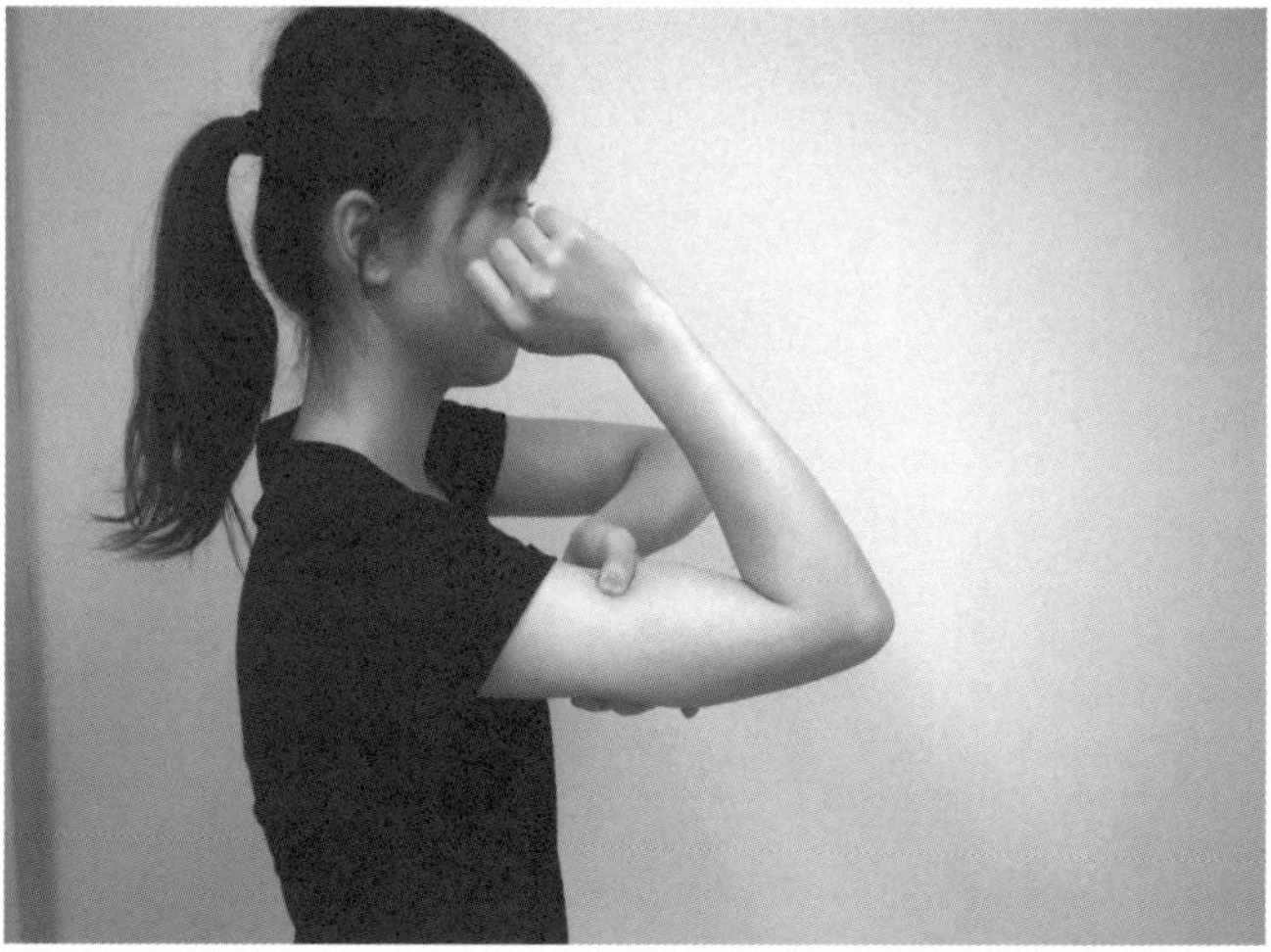

④　③が終わったら、ポイントを変えて３～５セット行ってください。

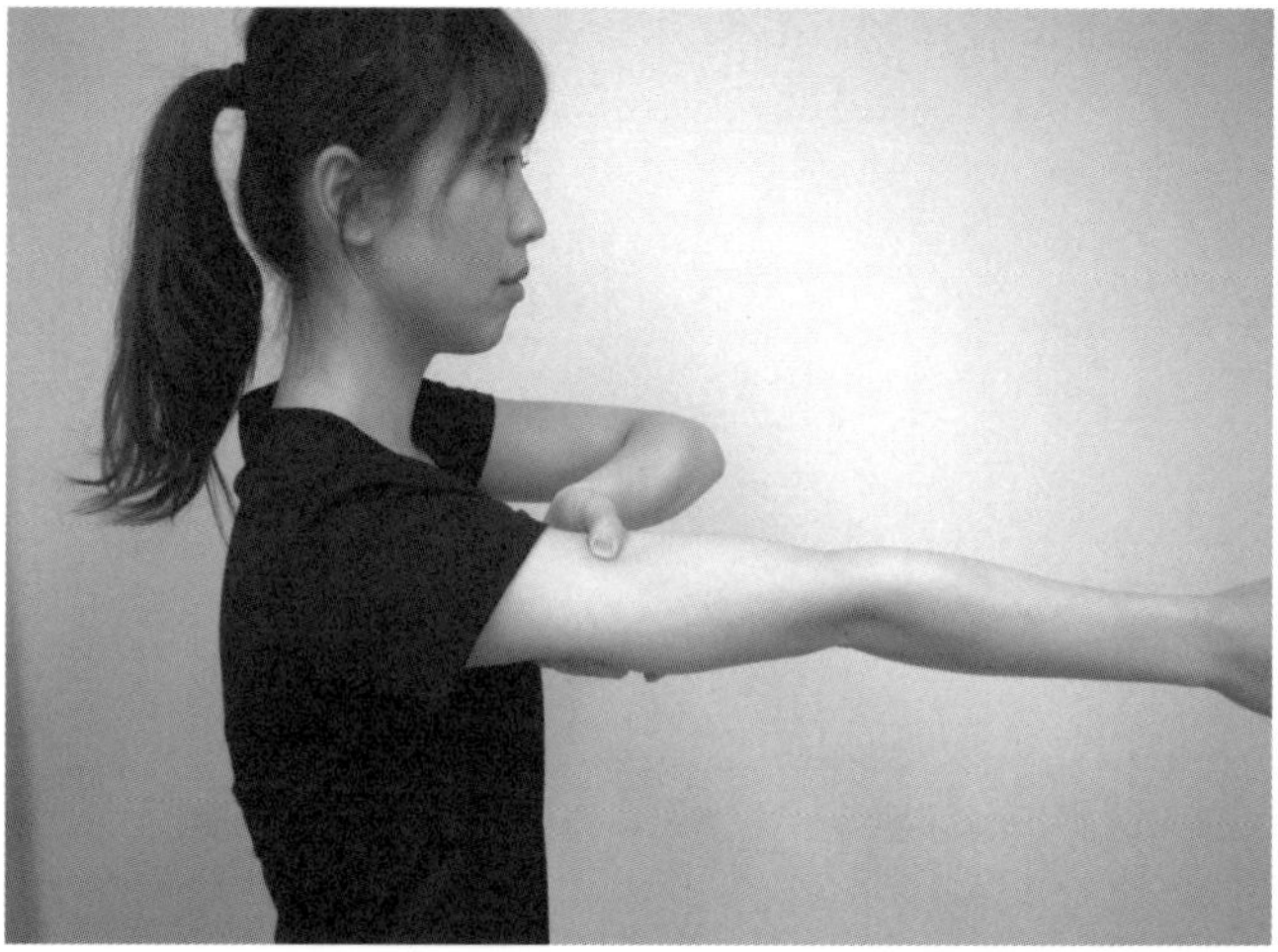

腰に手が回せないのはここが原因（前腕）

前腕の筋肉が硬くなると、腰に手を回したり、頭を洗う動作などができなくなる原因にもなります。

普段からデスクワークや力仕事をしている方は、長期にわたり前腕部を使っているので、筋肉の疲労がたまり、それが抜けなくなってしまっていることが多いです。

そんな状態では肩の負担も減っていかないので、しっかり前腕部の筋肉を緩めましょう。

前腕の筋肉のほぐし方

① 手のひら側の前腕部を、肘のほうから下に親指で押えていきます。
② 5～10回かけて手首まで下がってきます。
③ ②を3～5セット行います。
④ ①②③を手の甲側でも同様に行います。

前腕部の疲れは、自身ではなかなか感じることがなく、気づかないので、どんどん疲れが溜まっていきます。知らないうちに疲労がピークになっていることがあるので、自身で前腕部を触って硬いと感じたら、しっかりほぐすようにしてください。

●前腕の筋肉のほぐし方

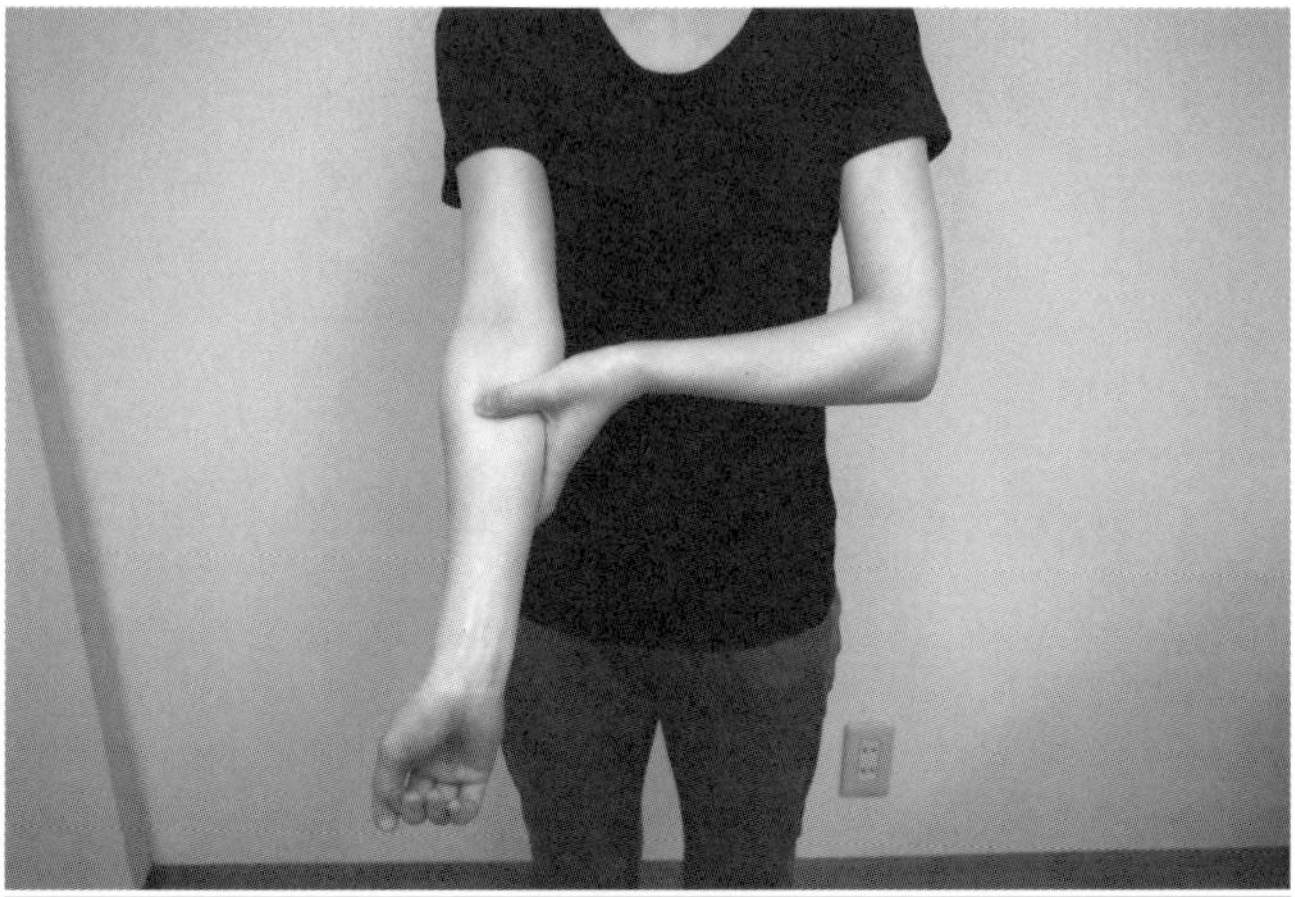

① 手のひら側の前腕部を肘のほうから下に親指で押えていきます。

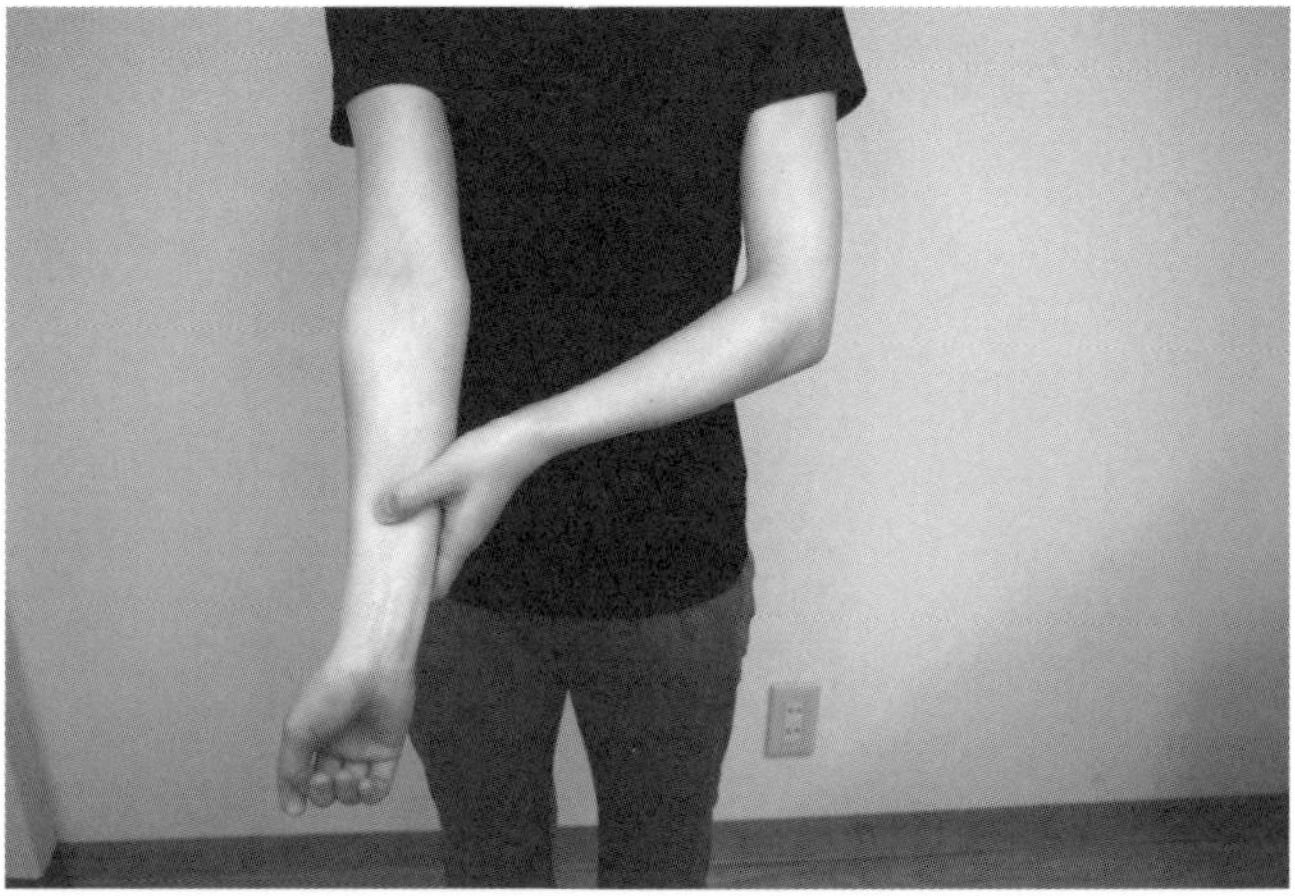

② 5～10回かけて手首まで下がってきます。

前腕部のストレッチ

手の平側の腕

① 手の先を片方の手で掴みます。
② 掴んだ指をそらすように引っ張ります。
③ ①②のときに伸ばす側の肘は、伸ばすようにしてください。

手の甲側の腕

① 手の先を片方の手で掴みます。
② 掴んだ指をお辞儀するように引っ張ります。
③ ①②のときに伸ばす側の肘は伸ばすようにしてください。

五十肩の方は、炎症まではいかないものの、常に疲れている状態になっていることが多いので、入念にストレッチをしておくようにしてください。

少し伸ばすだけでも筋肉が伸びる痛みがある場合は、最初からいきなりせず、少しずつ行うようにしてください。

●前腕部のストレッチ・手の平側の腕

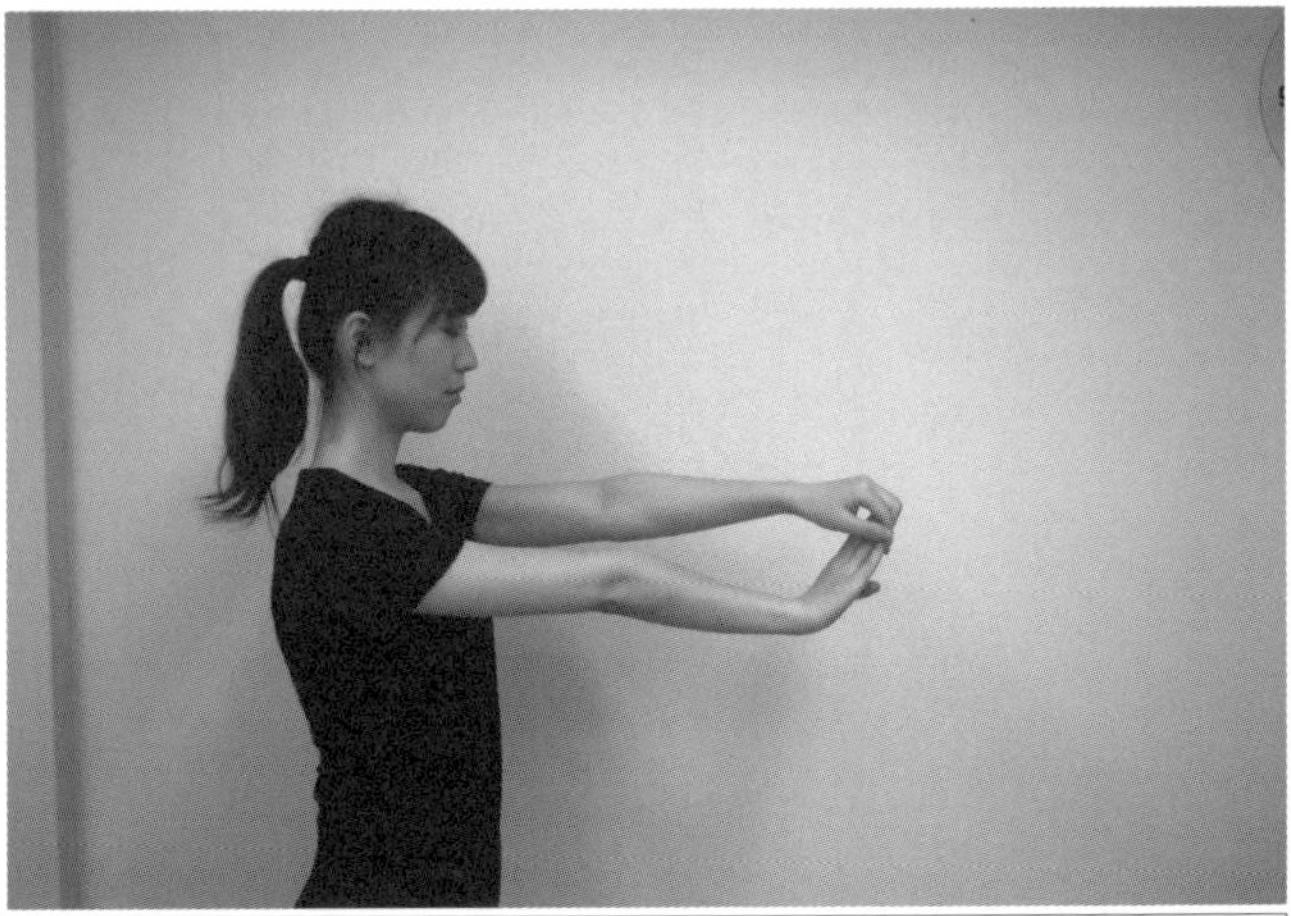

① 手の先を片方の手でつかみます。

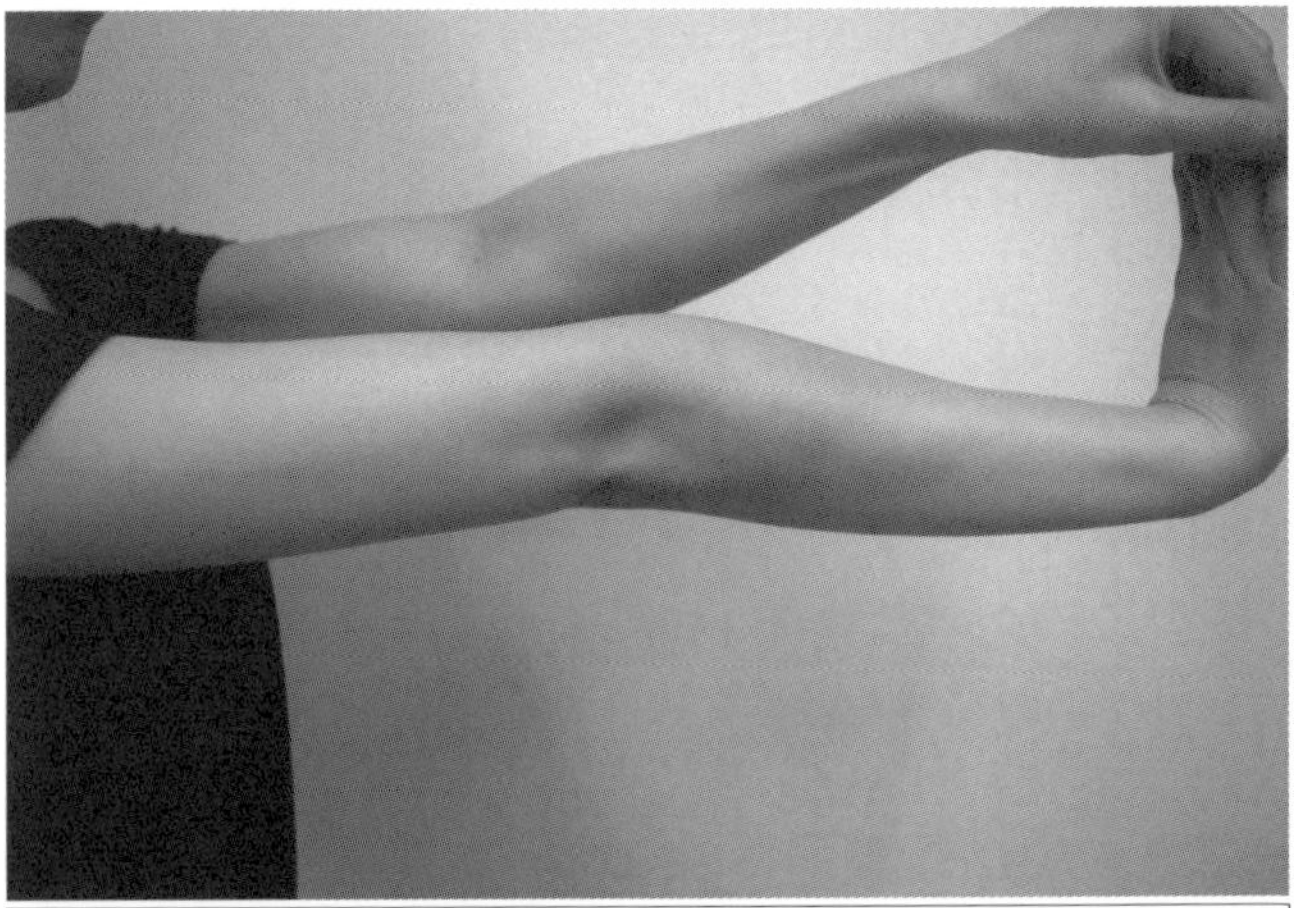

② つかんだ指をそらすように引っ張ります。
③ ①②のときに伸ばす側の肘は伸ばしてください。

●前腕部のストレッチ・手の甲側の腕

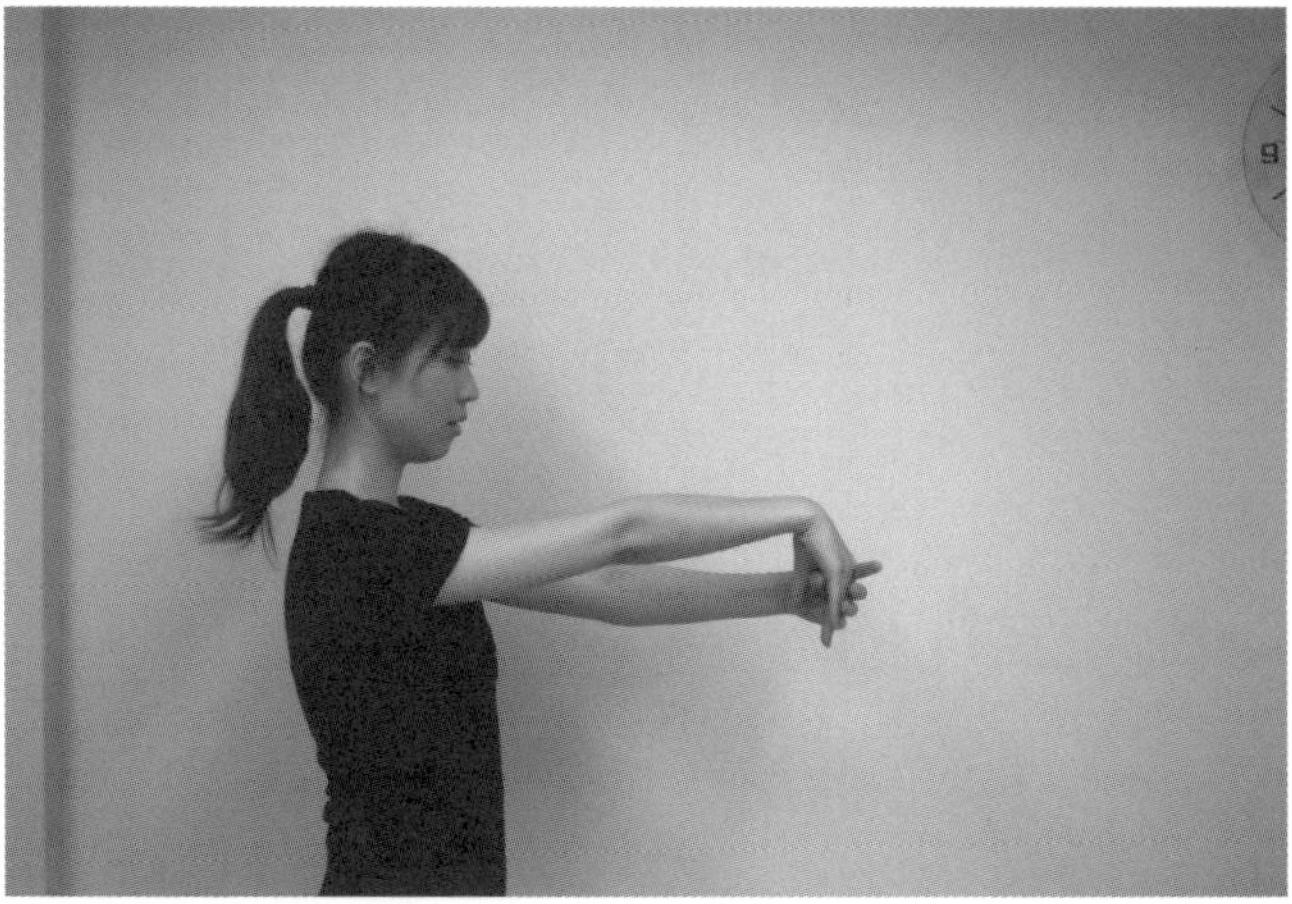

①　手の先を片方の手でつかみます。

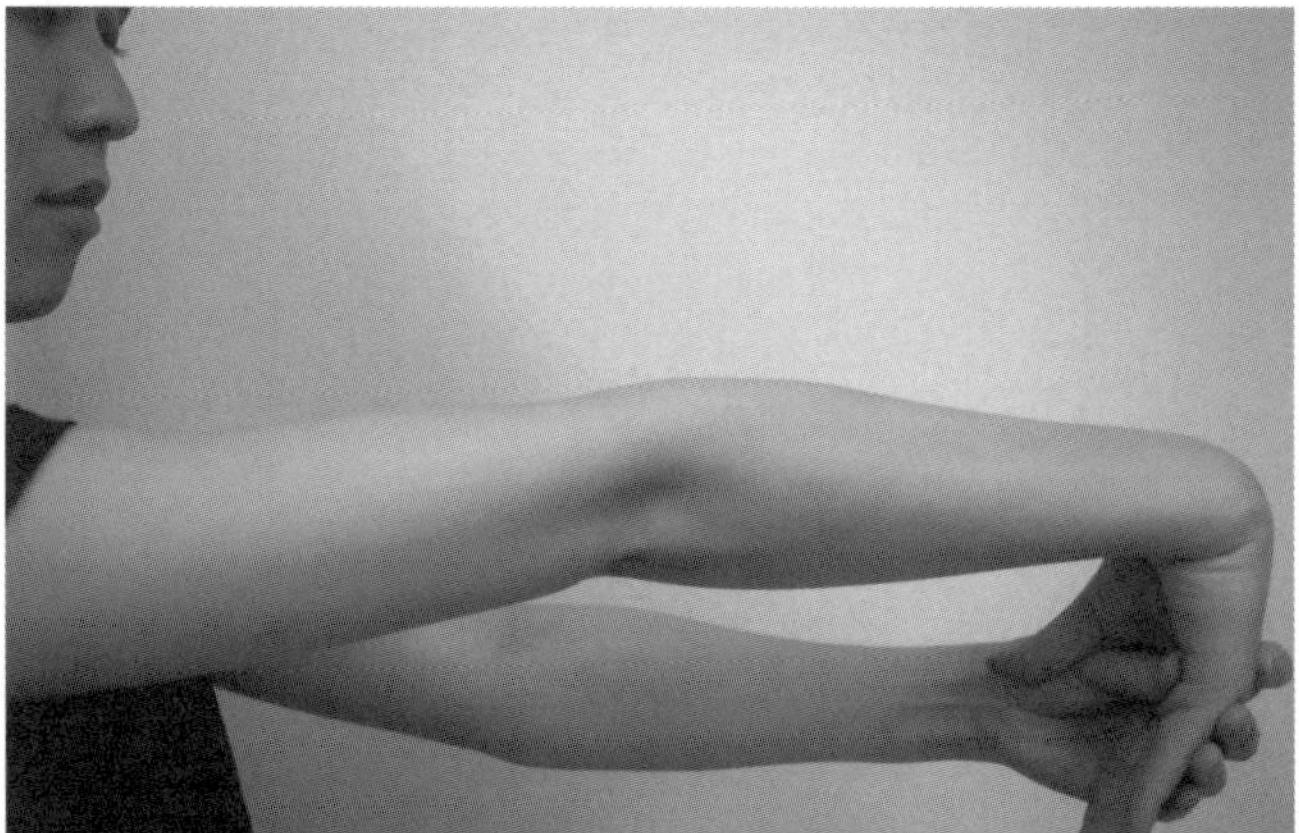

②　つかんだ指をお辞儀するように引っ張ります。
③　①②のときに伸ばす側の肘は伸ばしてください。

前腕部（腕橈骨筋《わんとうこつきん》の緩め方）

腕橈骨筋は、腕相撲で相手の腕を自分に引き寄せる動作やジョッキのビールを飲んだとき、釣竿を引くときなどに使われる筋肉です。また、キーボードやマウスを触っている姿勢でも使います。

腕橈骨筋の緩め方は、次のように行います。

① 腕橈骨筋部を親指で押さえます。
② 腕橈骨筋を親指でコリコリします。
③ 60秒ほどほぐします。
④ 筋肉が緊張していることが多いので、最初は優しくほぐすようにしてください。

あまりほぐしすぎると、腕がだるく感じることがあります。その際は、中止し、だるさがなくなってから再開してください。

1～3日も経てばだるさは消えますが、だるさが出た場合は、しばらく安静にしてください。

普段からゴルフやテニスをしている場合は、肩に痛みがあるときは、無理せず、安静にすることをおすすめします。

無理してゴルフやテニスを続けることで、肩の負担が増え、炎症を悪化させるだけでなく、腕橈骨筋部の負担も増やし、なかなか治らない原因にもなります。

●腕橈骨筋の緩め方

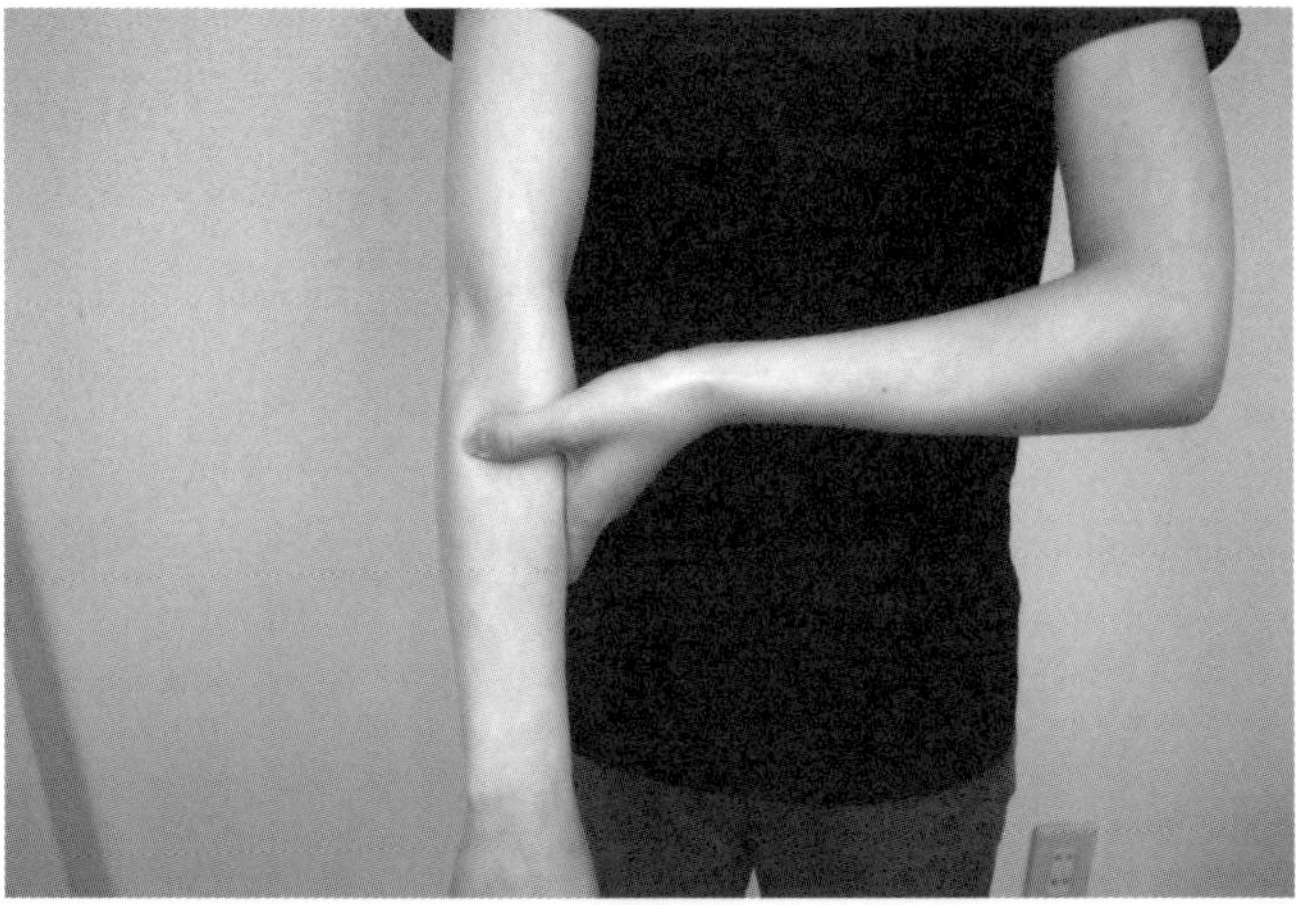

①　腕橈骨筋部を親指で押えます。

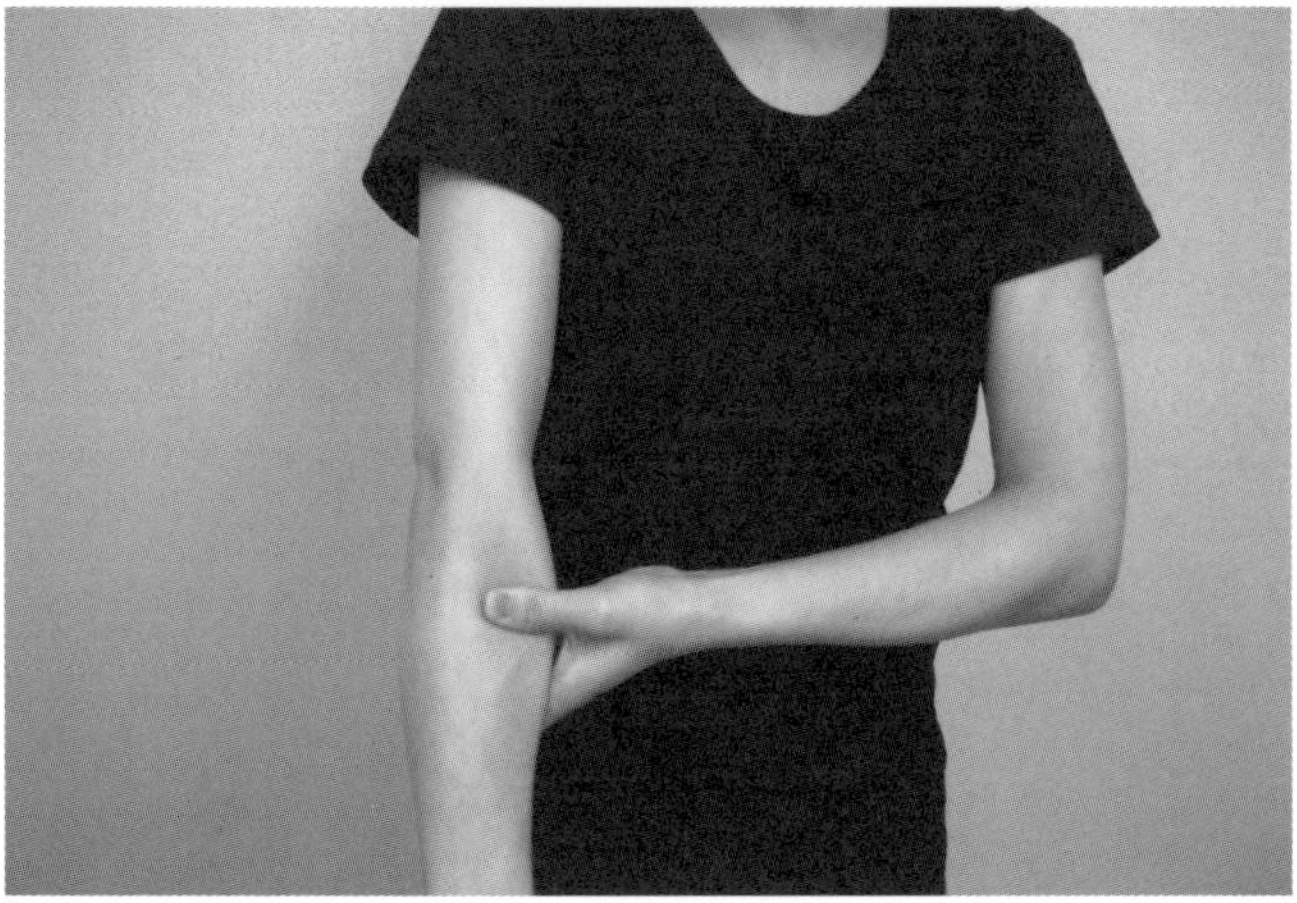

②　腕橈骨筋を親指でコリコリします。
③　60 秒ほどほぐします。

ウォーキングで肩のケア

普段から、少しでも肩の可動域がよくなるようにするために、ウォーキングに意識することで、肩回りの血流がよくなり、肩の筋肉がほぐれていきます。

肩の可動域をよくする

① 痛みが強くない程度で腕を少し大きく振ります。
② 胸を張るようにして歩きます。
③ 歩くスピードは、少し早めにします。
④ 余裕があったら、ペットボトルや1kgくらいのダンベルを持って歩きます。
⑤ 最初から長時間しないようにしてください。

ウォーキングなどの運動で、腕を振り、肩周りの筋肉を動かすことにより、筋肉の拘縮をほぐすだけでなく、関節包の拘縮もほぐすことができます。

日常から、歩く際に腕を振ることを意識して積極的に動かすようにしましょう。

肩の痛みが出始めたとき、極端に動かすことを避けてしまい、全く使わない期間が続くと筋力低下にもつながります。痛み始めや酷い痛みがなければ動かすようにしてください。

●肩の可動域をよくする

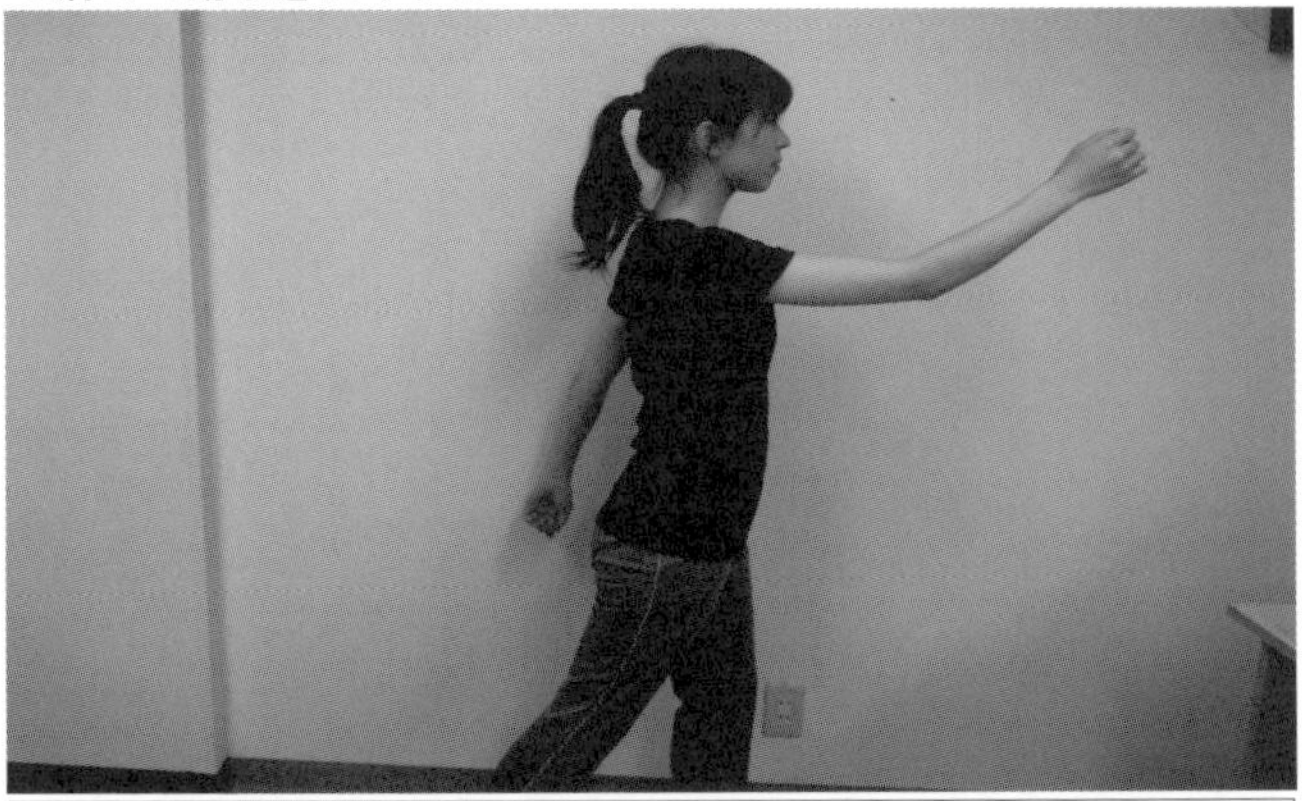

①　痛みが強くない程度で腕を少し大きく振ります。

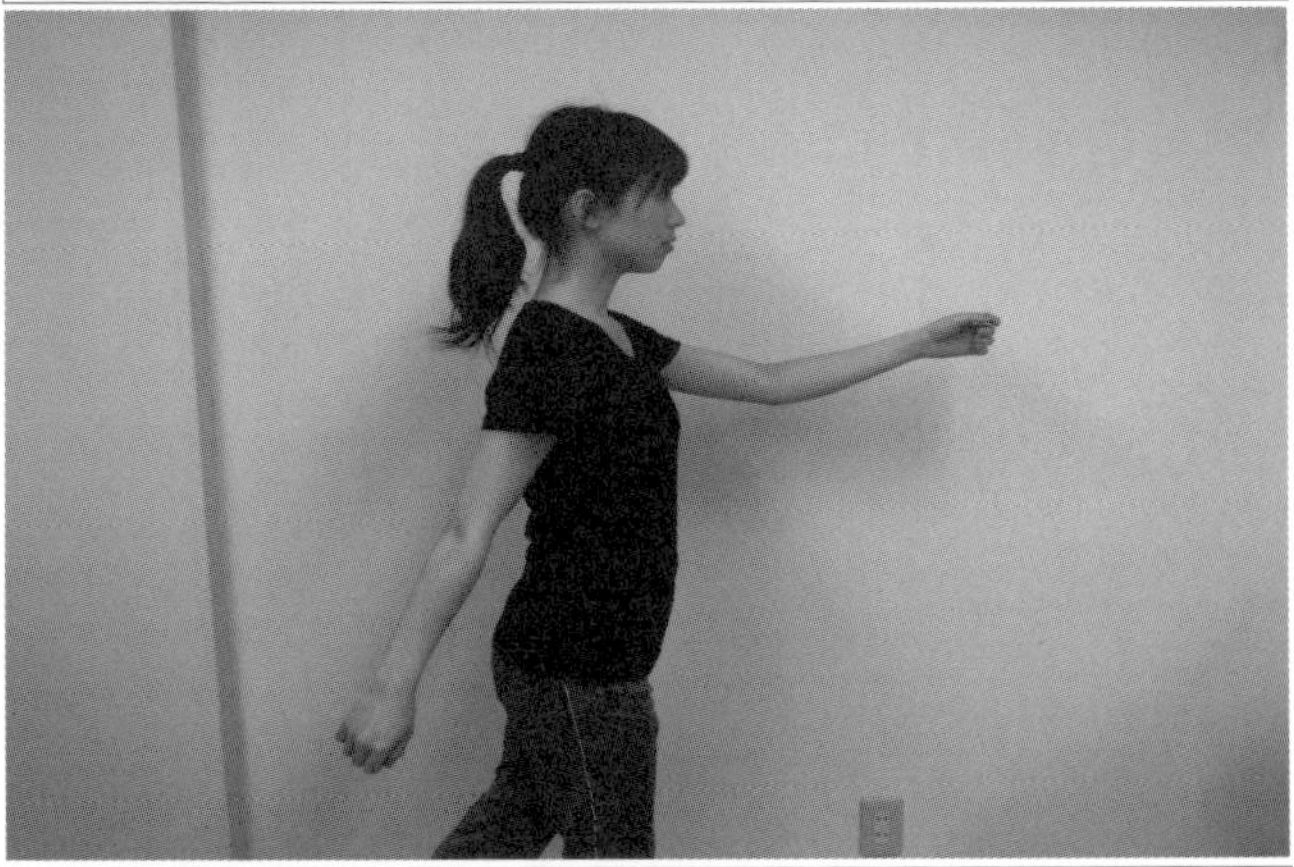

②　胸を張るようにして歩きます。
③　歩くスピードは少し早めです。
④　余裕があれば、ペットボトルや１kgくらいのダンベルを持って歩きます。
⑤　最初から長時間しないようにしてください。

五十肩で最も重要な3つの筋肉

五十肩では、主に3つの筋肉が悪くなり、痛みや可動域を減らす原因になっているものがあります。それは、棘下筋、三角筋、大胸筋の3つです。主にこの3つがおかしくなり、五十肩が進行していくと考えられます。したがって、この3つは外さずセルフケアするようにしてください。

その中でも棘下筋は、最も重要で、私も治療院で施術をしていく際は棘下筋からアプローチしていきます。この棘下筋を緩めるだけでも、横から手を上げるのが楽になったり、痛みが軽減されたりすることが多々あります。もちろん、棘下筋だけ緩んでも五十肩の症状が100％改善されるわけではありませんが、症状が緩和されます。

三角筋は、腕の重みを支えている大きな筋肉の1つでもあります。そのため、三角筋の筋肉が弱って来ると肩の痛みは強くなり、普段何もしなくても疼いたりする原因にもなります。長期間痛みが強い状態が続けば、三角筋の前部線維と中部線維が拘縮を起こし活動しなくなることで、横から手を上げようと思っても痛みが強く上げられなくなります。

大胸筋は、前から手を上げるときに使う筋肉です。デスクワークで運動不足の方が五十肩になりやすい傾向から、猫背で肩が前に入り込んできてしまっている姿勢の方が多いようです。姿勢が悪い場合、大胸筋が柔らかい人はなかなかいません。

第4章　五十肩を治す
ストレッチとトレーニング

痛だるい状態を治す体操（三角筋・棘上筋）

五十肩で数か月以上経っている方は、徐々に筋肉が弱ってきます。

その結果、腕の重みを支えることができなくなり、常に痛だるい状態になります。

ここでよく「そんなに筋肉はすぐになくなるのか」と疑問に思われる方が多いですが、高齢者で入院をして1週間ベット生活をすると歩けなくなるといいます。そして1か月もベット生活をすると、寝たきりになることが多々あります。

それだけ筋肉の落ちていくスピードは速く、思ったよりも肩や腕の筋肉が落ちていきます。

ここでは、三角筋と棘上筋の筋肉を動かす体操をお伝えします。

三角筋のトレーニング

用意するもの

・ゴムチューブ

① ゴムチューブを輪っかにした状態でお尻に敷きます。
② 鍛える側の腕に引っかけます。

●三角筋のトレーニング

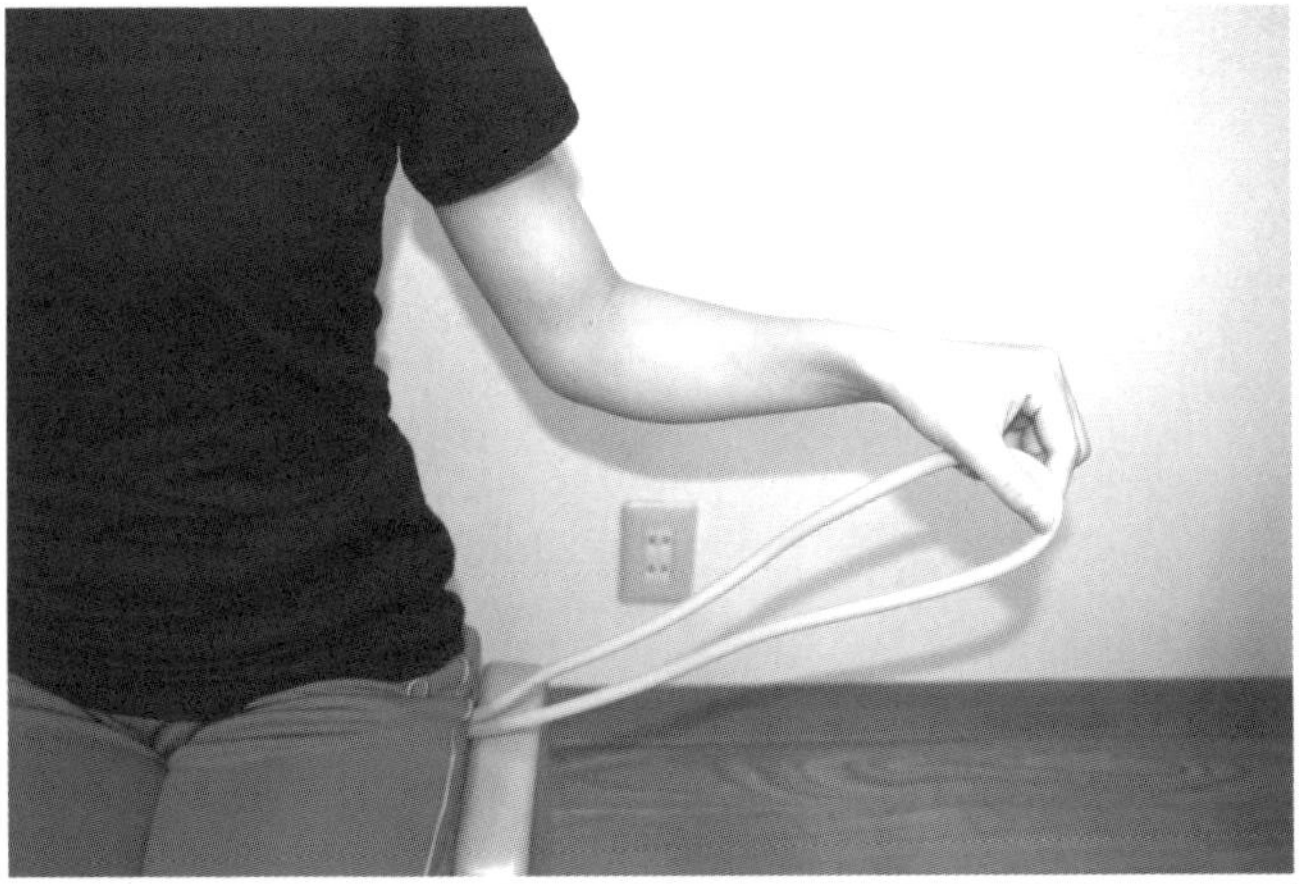

①　ゴムチューブを輪っかにした状態でお尻に敷きます。

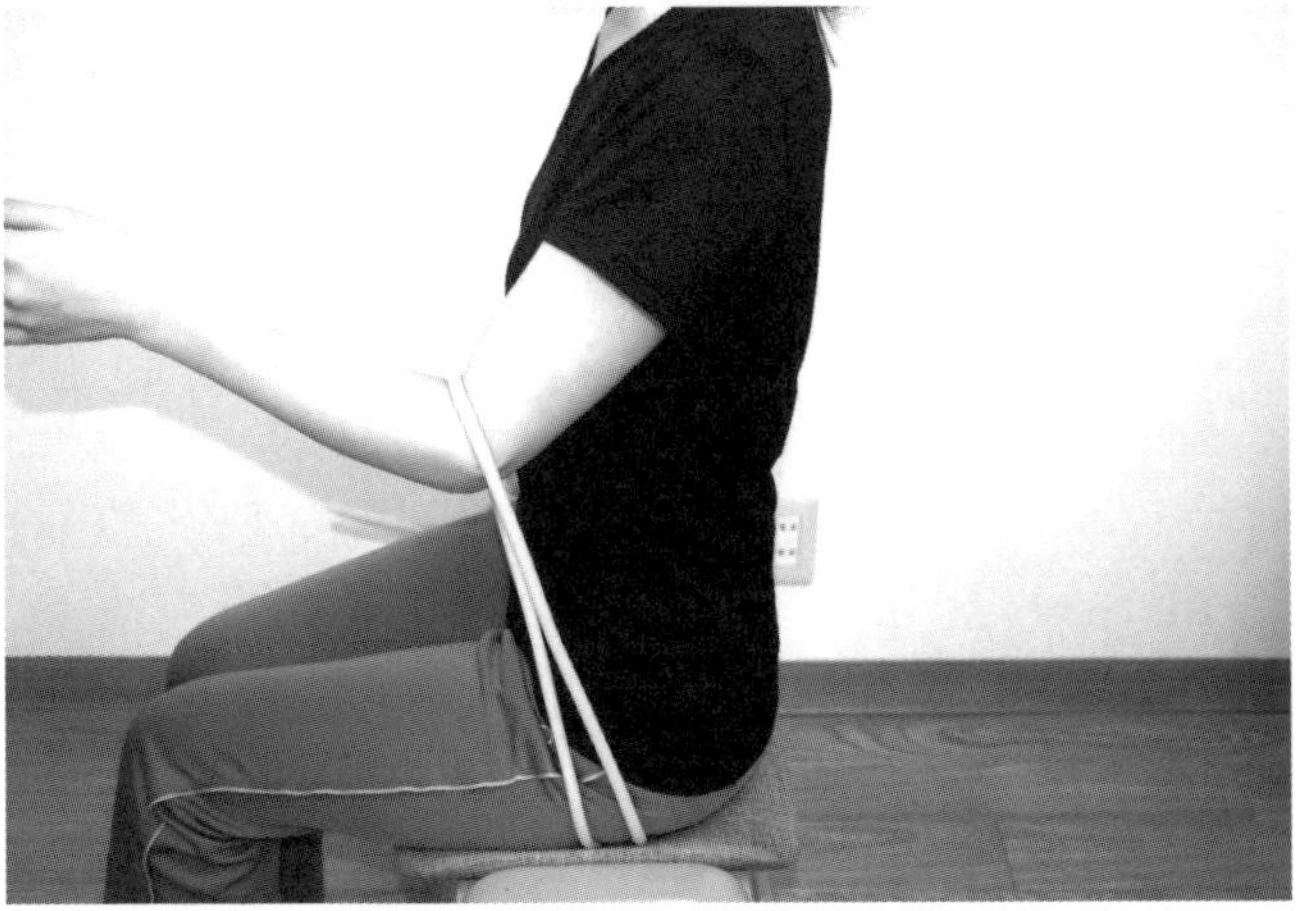

②　鍛える側の腕に引っかけます。

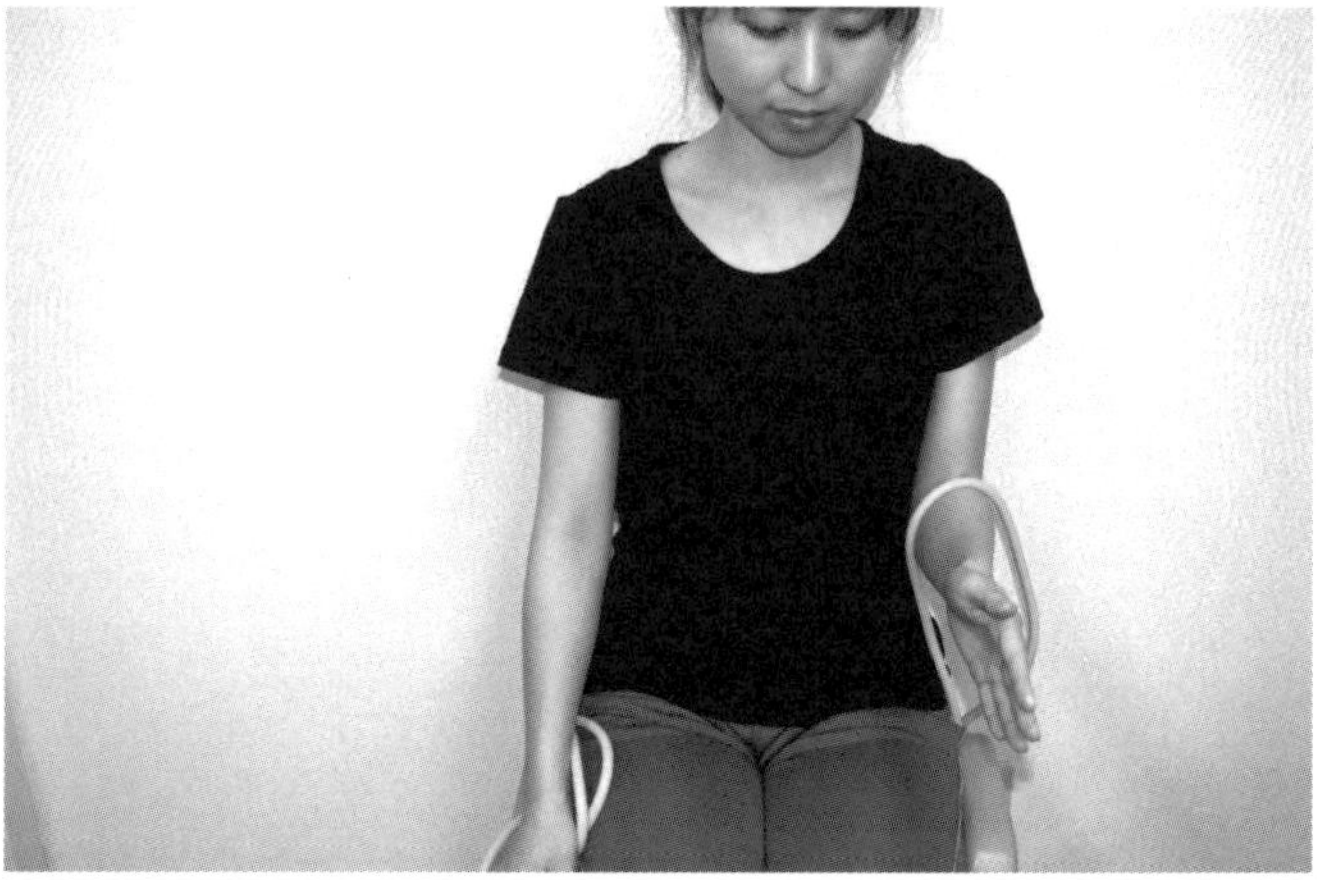

③　肘 90 度で脇を閉じます。

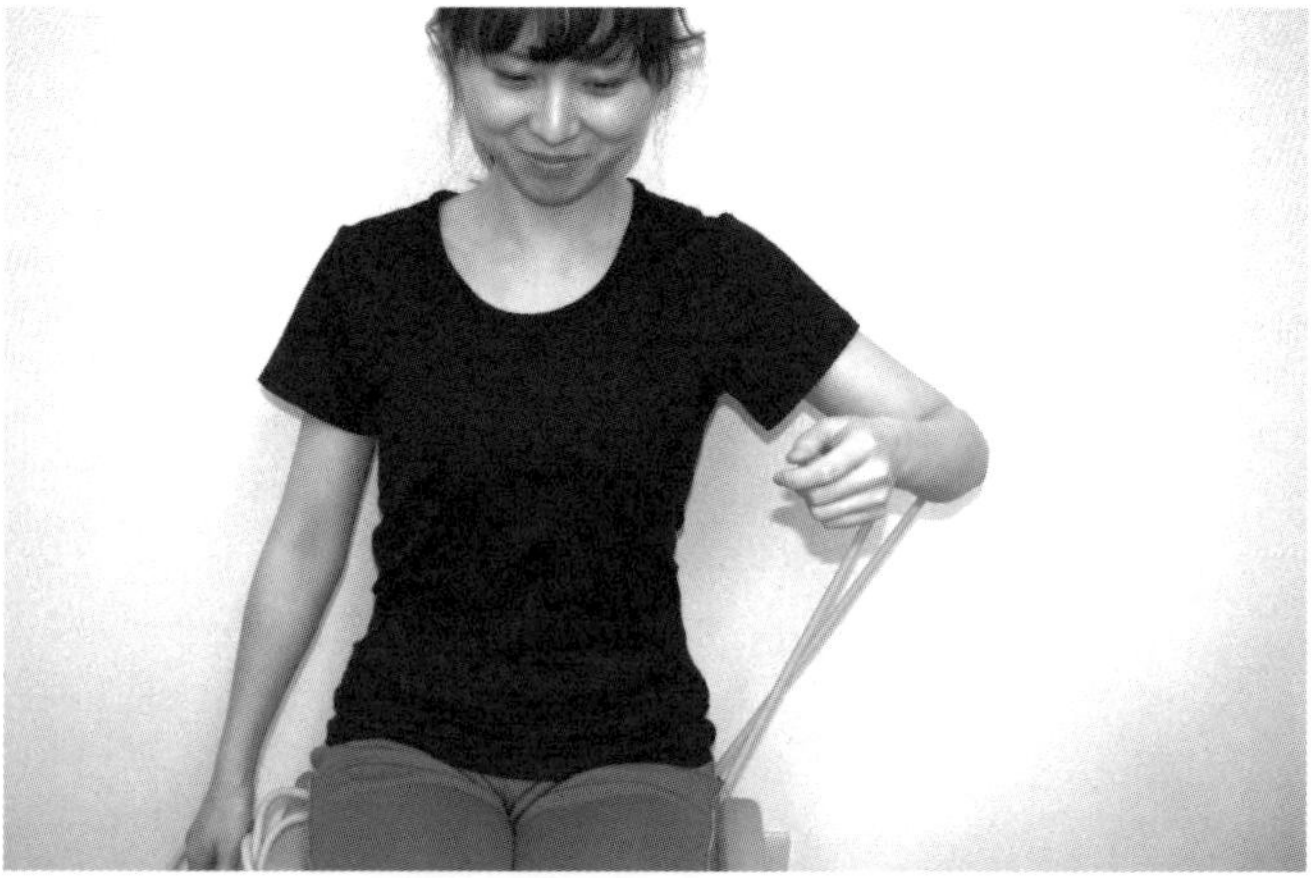

④　脇を閉じた状態から脇を開きます。この動作を繰返し 30 回してください。

③　肘90度で脇を閉じます。
④　脇を閉じた状態から脇を開きます。

棘上筋のトレーニング

棘上筋《きょくじょうきん》は、腕の重みを支えている筋肉の１つです。
この筋肉が弱ることで、痛だるい感じが出てきます。
それを改善させるために、棘上筋をトレーニングする必要があります。
トレーニング中に痛みや違和感を感じる場合は、無理をしないようにしましょう。

①　椅子に座ります。
②　ゴムチューブをお尻に敷きます。
③　小指を上にして肘を伸ばします。
④　その伸ばした手にゴムチューブを引っかけます。
⑤　20度～50度くらいまで上げます。
⑥　姿勢が崩れないようにします。
⑦　30回１セット行います。

●棘上筋のトレーニング

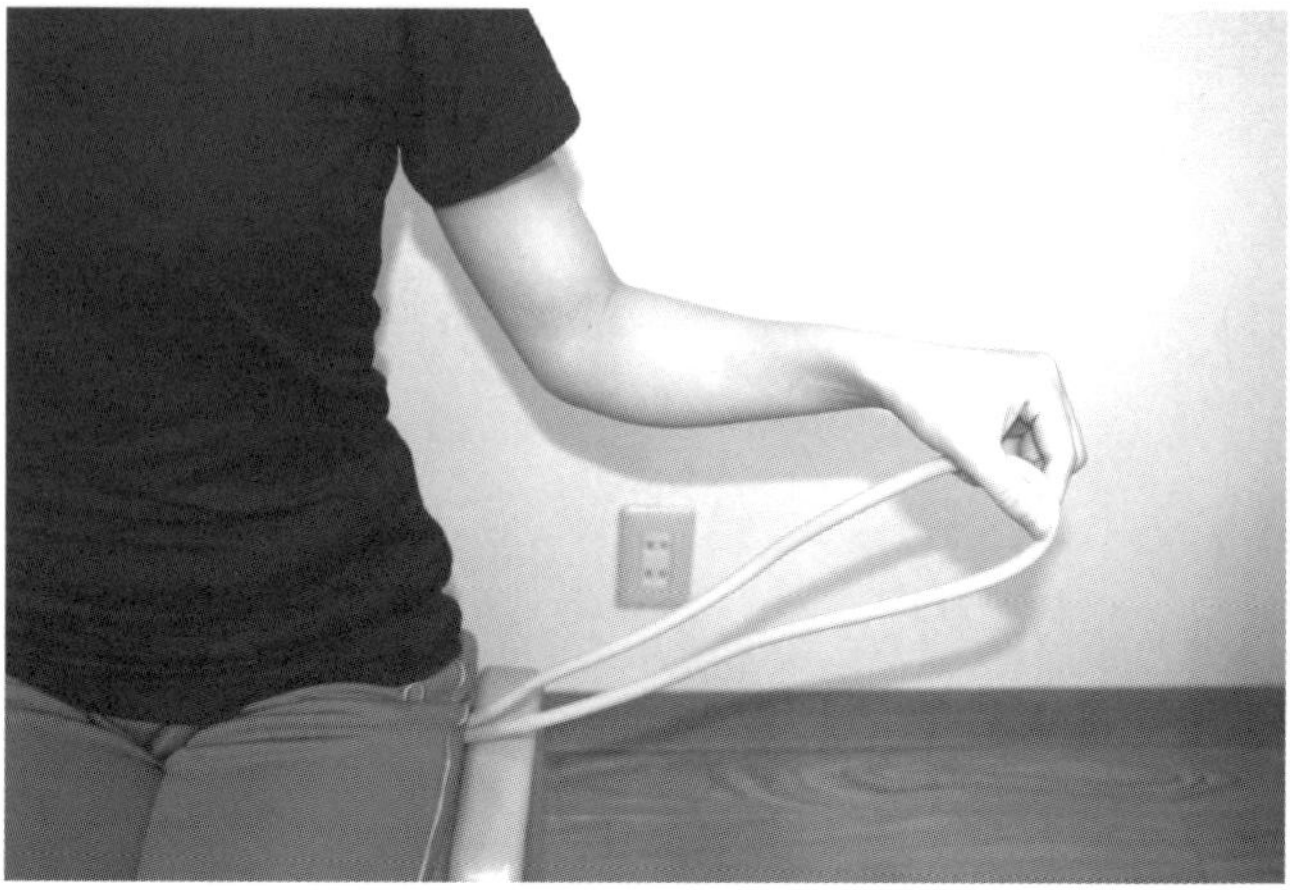

① 椅子に座ります。
② ゴムチューブをお尻に敷きます。

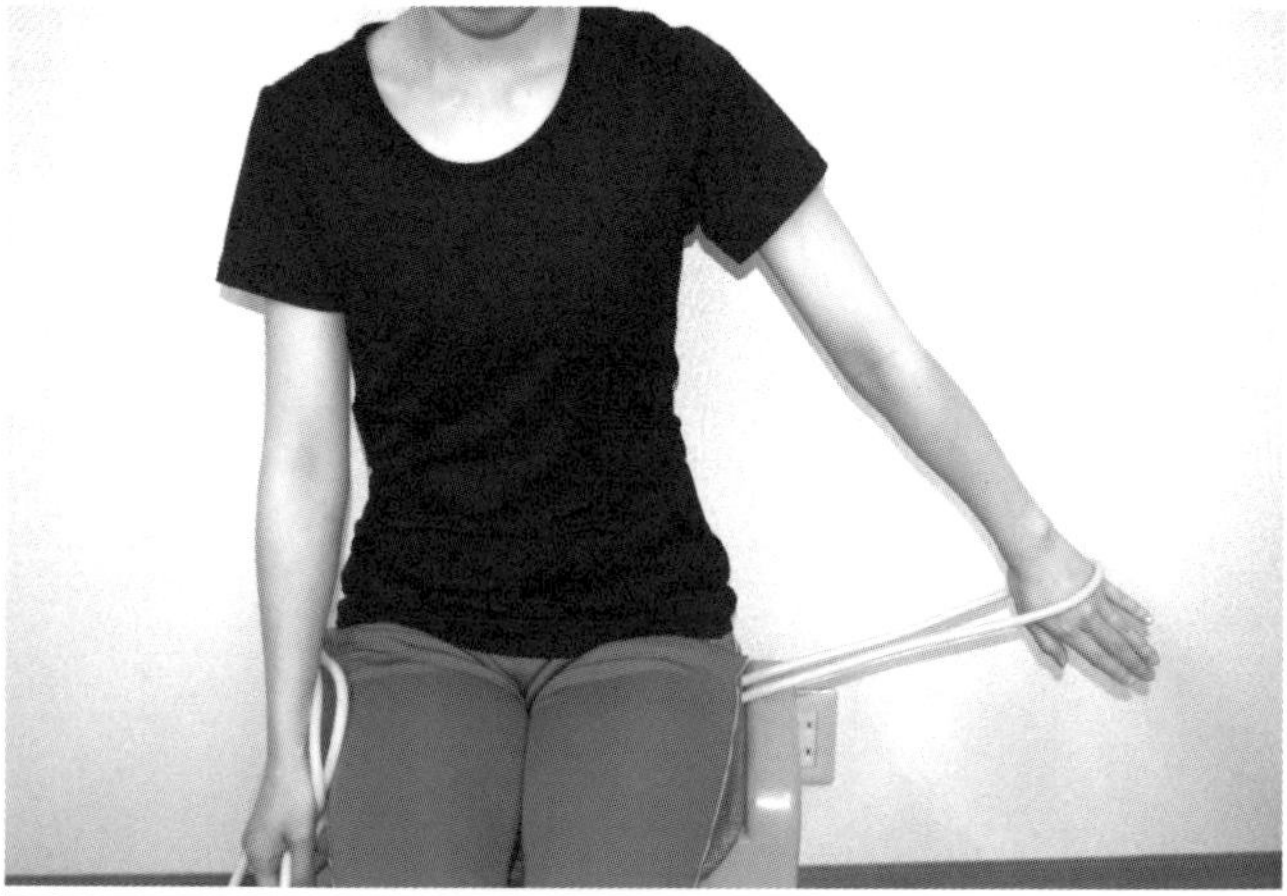

③ 小指を上にして肘を伸ばします。

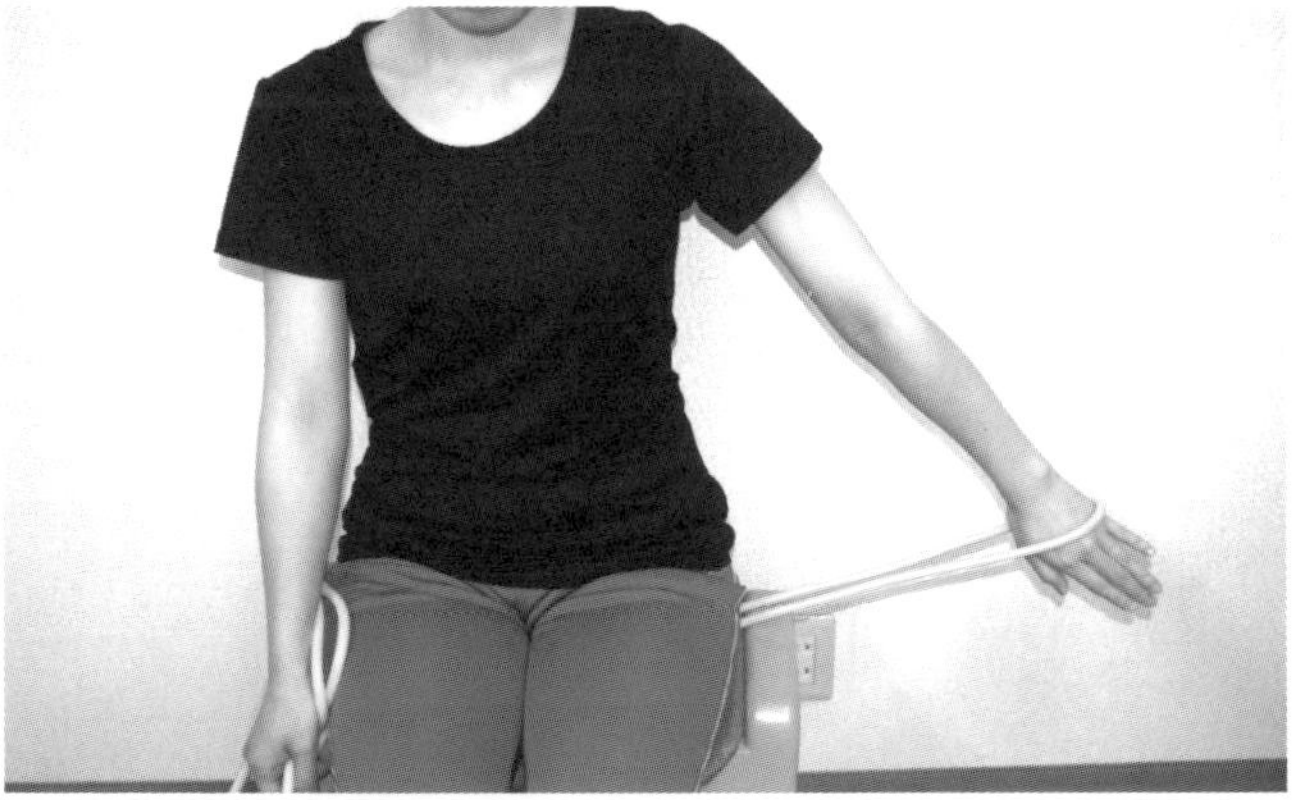

④　その伸ばした手にゴムチューブを引っかけます。

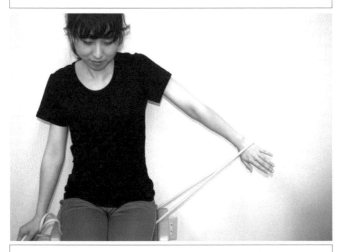

⑤　20度〜50度くらいまで上げます。
⑥　姿勢が崩れないようにします。
⑦　30回１セット行います。

腰に手を回すために必要なストレッチ（棘下筋・広背筋）

五十肩になれば、ほとんどの方が腰に手を回せなくなります。そうなると、日常生活でたくさんの支障をきたします。

腰に手を回せないということは、肩の関節が捻じれる動きをつくれていないことにもなります。服の脱ぎ着や頭を洗うこともできなくなります。女性では、下着をつけ外しすることさえできなくなります。

そんな動きに関係しているのが、棘下筋《きょくかきん》と広背筋《こうはいきん》です。

ここでは、この２つの筋肉を動かして、柔らかくしていくストレッチをご紹介いたします。

棘下筋のストレッチ

用意するもの

・水入りの５００㎖のペットボトル又は１ｋｇダンベル

① フロアの上で仰向けに寝ます。トレーニングを行う側の手でペットボトルを保持します。このとき、手は真横に開き、肘を90度に曲げておきます。

●棘下筋のストレッチ

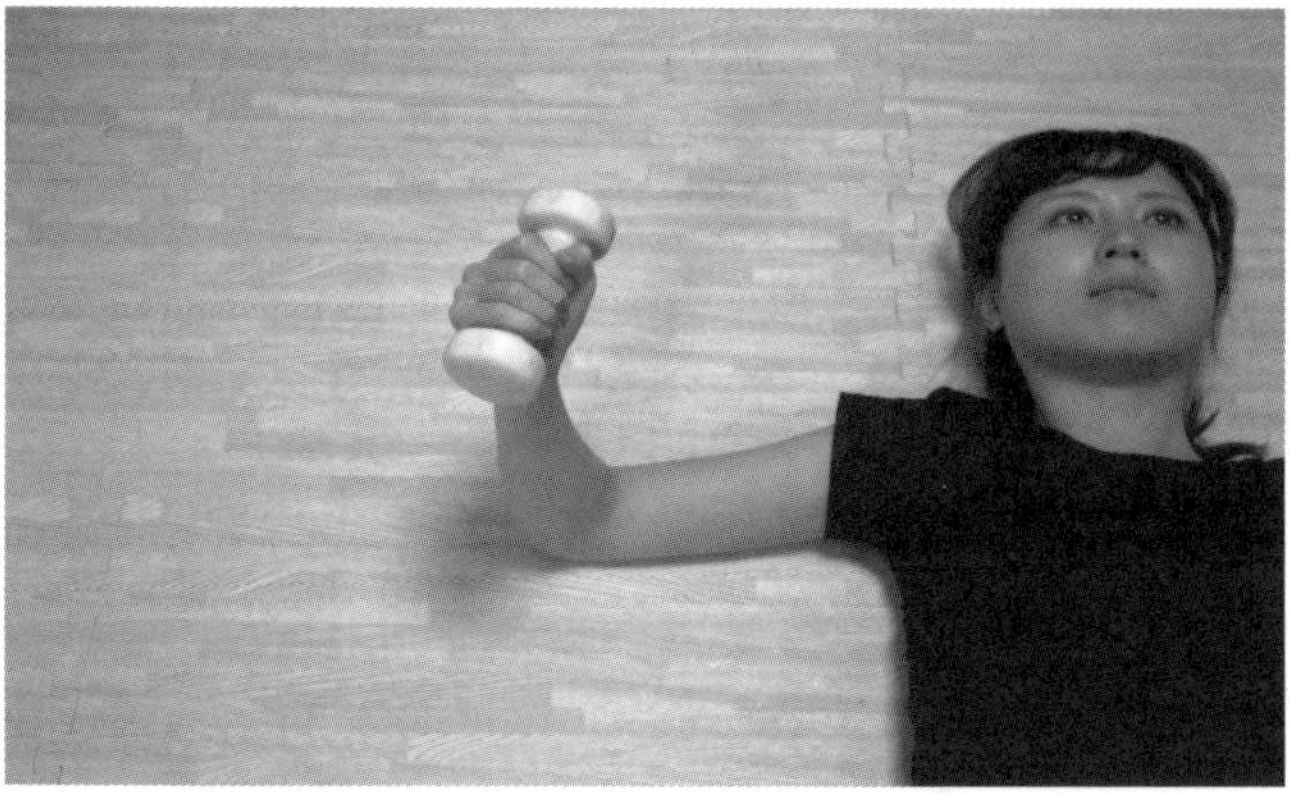

①　フロアの上で仰向けで寝ます。トレーニングを行う側の手でペットボトルを保持します。このとき、手は、真横に開き、肘を 90 度に曲げておきます。

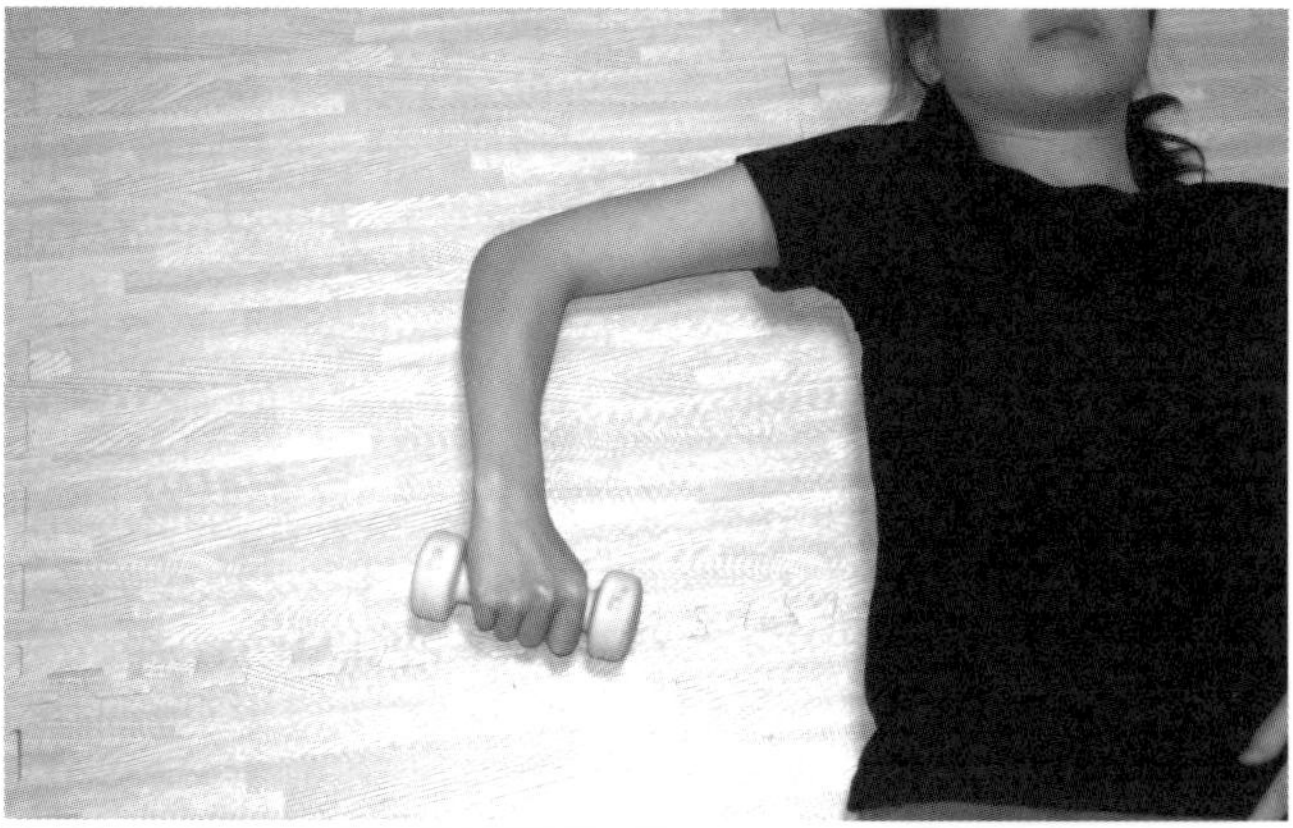

②　ペットボトルの重みを利用し、徐々に肩の関節を内側に倒していきます。このとき、肩が床面からなるべく浮かないように気をつけます。

② ペットボトルの重みを利用し、徐々に肩の関節を内側に倒していきます。このとき、肩が床面からなるべく浮かないように気をつけます。

③ 3～5回を3セット繰り返します。

広背筋のストレッチ

用意するもの

・椅子

① 椅子に座ります。

② 両足がつく高さで座ります。

③ 体をひねります。

④ 呼吸を止めないようにしながらひねり、20～30秒ほどキープします。

⑤ 逆も同様に行います。

肩に痛みが出るようでしたら、途中で中断してください。

●広背筋のストレッチ

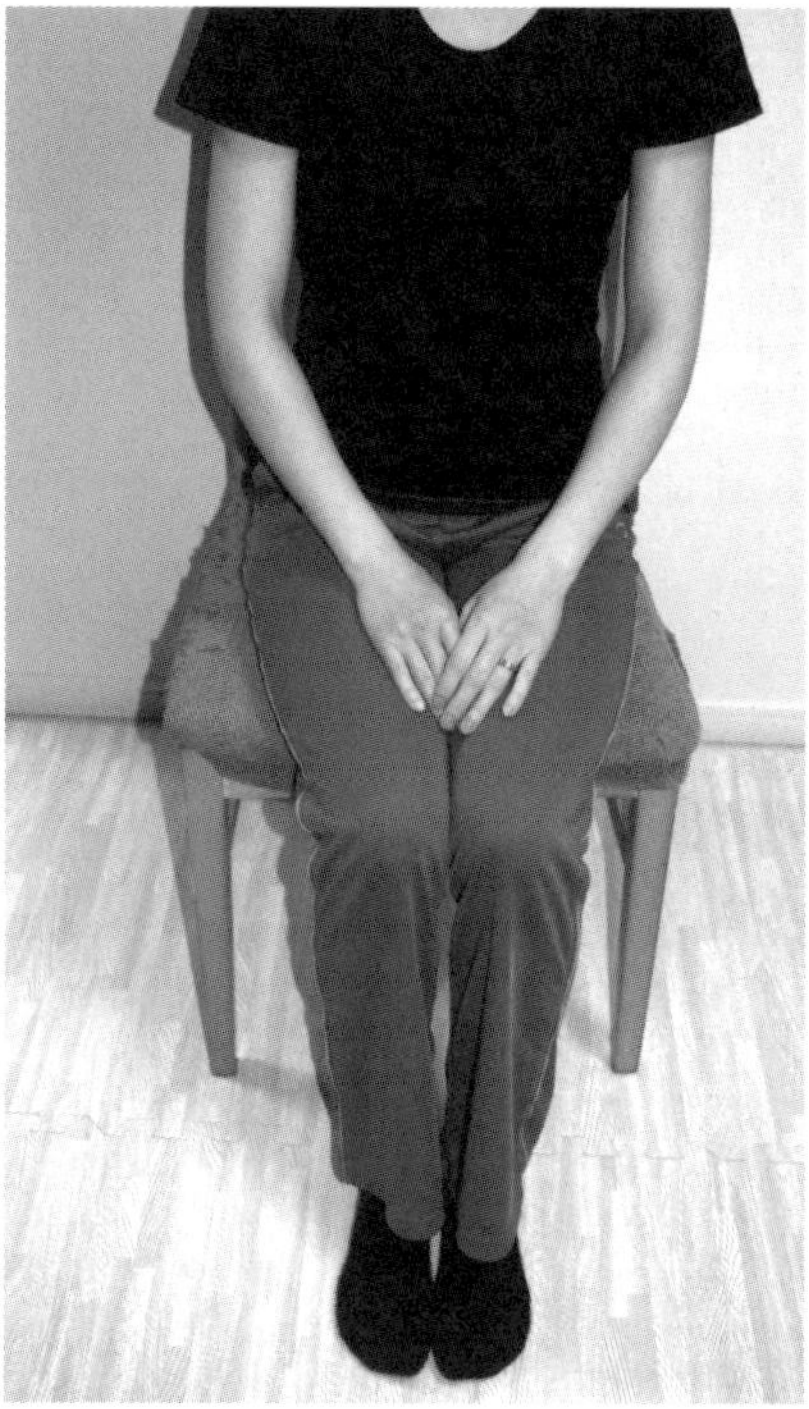

① 椅子に座ります。
② 両足がつく高さで座ります。

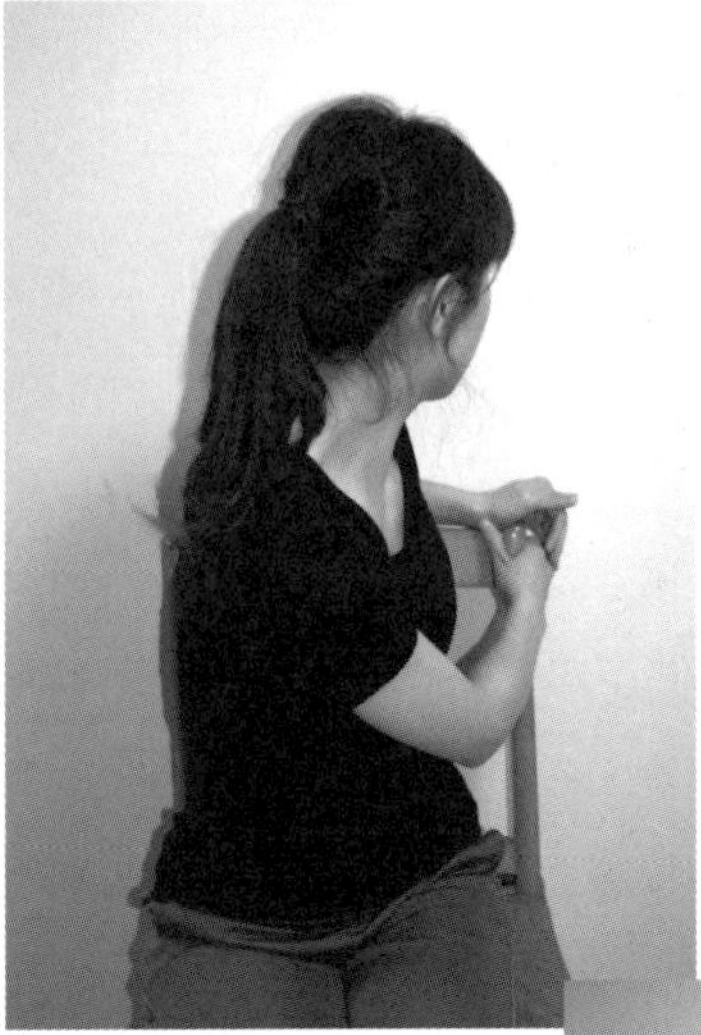

③　体をひねります。
④　呼吸を止めないようにしながらひねり、20～30秒ほどキープします。

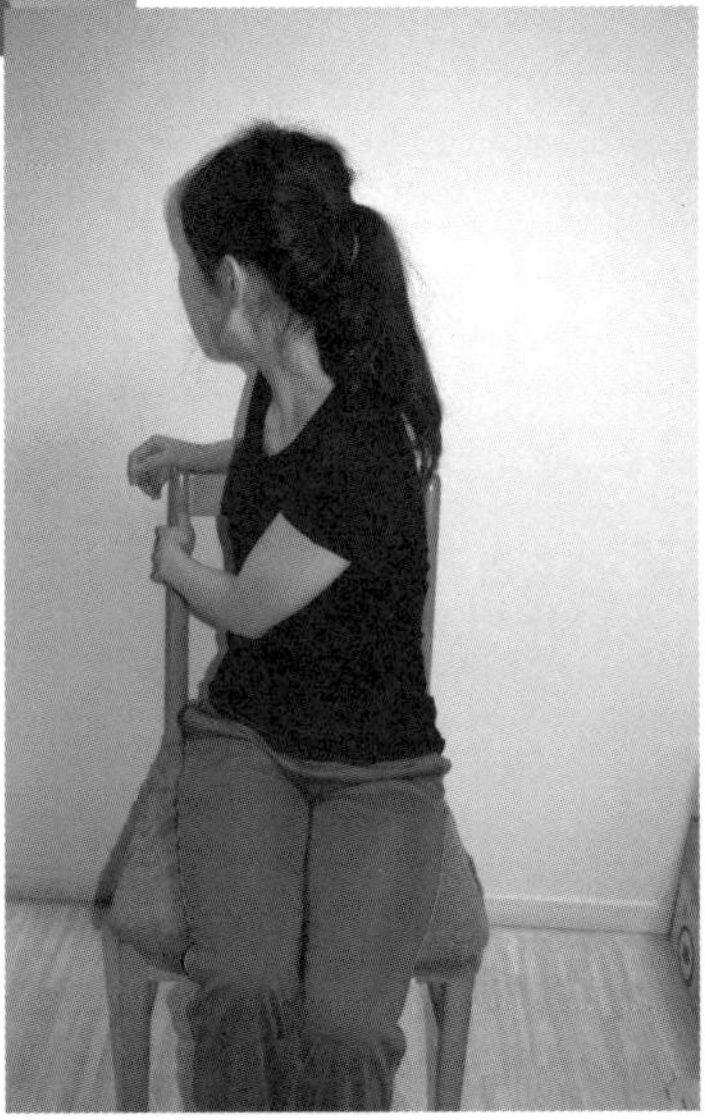

⑤　逆も同様に行います。

大胸筋ストレッチ

大胸筋のストレッチは、大胸筋をほぐすマッサージと一緒に行うと効果的になります。大胸筋が緩むと、前から手を上げるのが、徐々に楽になってきます。

初めは、痛みがあったりして少ししんどいですが、繰り返し行っていくと筋肉がほぐれて、痛みが楽になったり、可動域が広がってきます。

大胸筋のストレッチは、次のように行います。

①　肘を伸ばし、90度の角度で手を壁に引っかけます。
②　体をひねります。
③　胸の前や肩のつけ根が伸びたところでキープします。
④　このとき、息を止めないようにしてください。
⑤　20～30秒キープしたのち元に戻します。
⑥　徐々に角度を高くして伸ばしてください。
⑦　このストレッチを3～5セットで行ってください。

●大胸筋のストレッチ

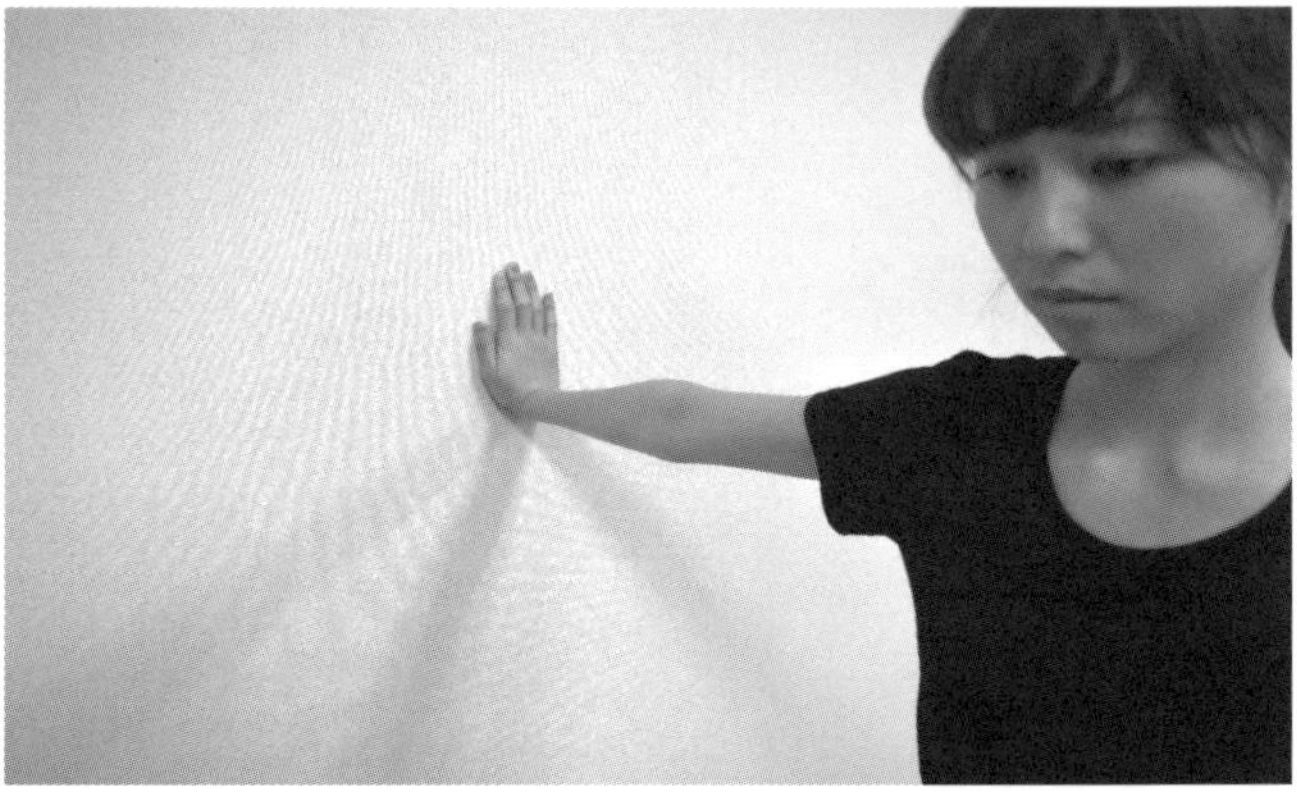

① 肘を伸ばし、90 度の角度で手を壁に引っかけます。

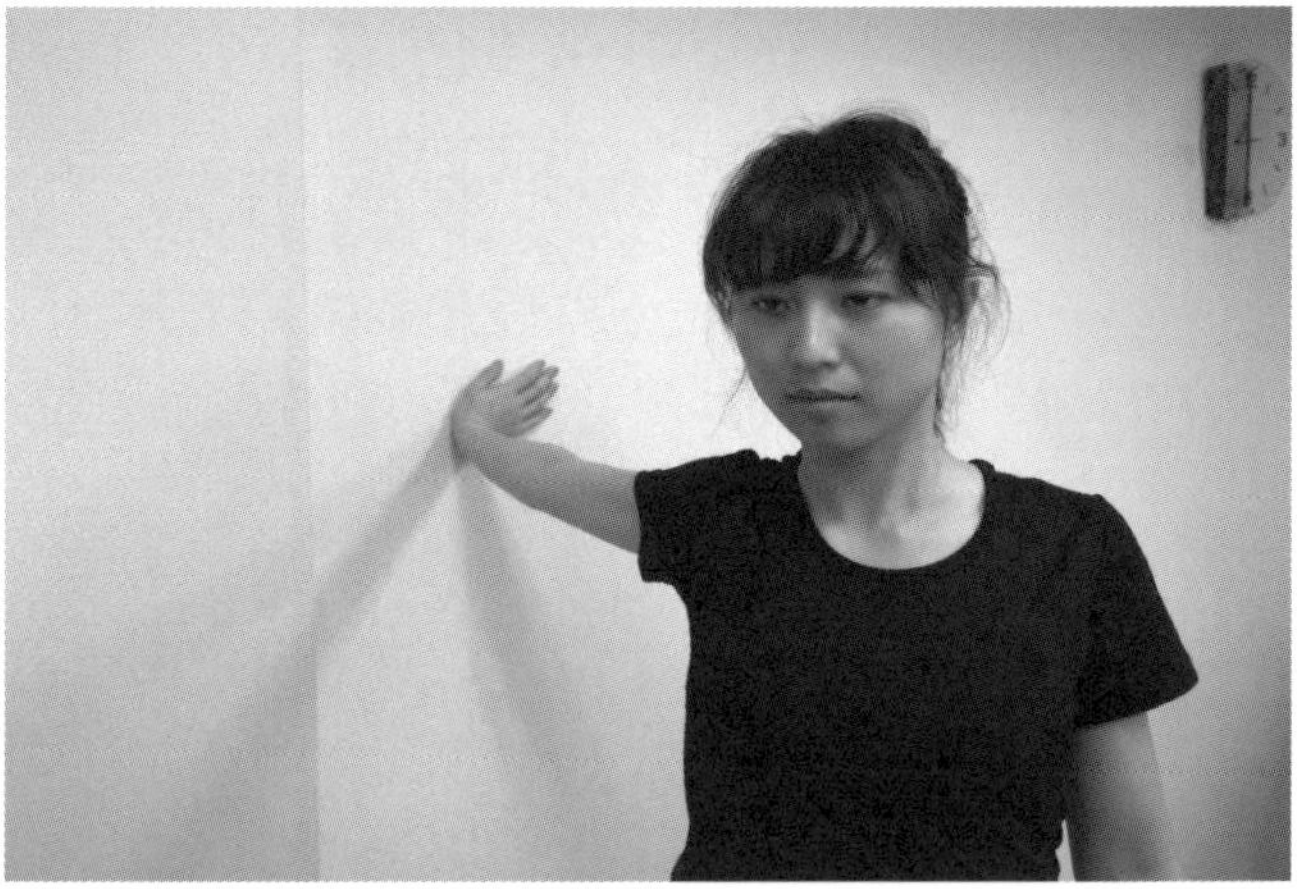

② 体をひねります。
③ 胸の前や肩のつけ根が伸びたところでキープします。
④ このとき、息を止めないようにしてください。
⑤ 20 ～ 30 秒キープしたのち、元に戻します。

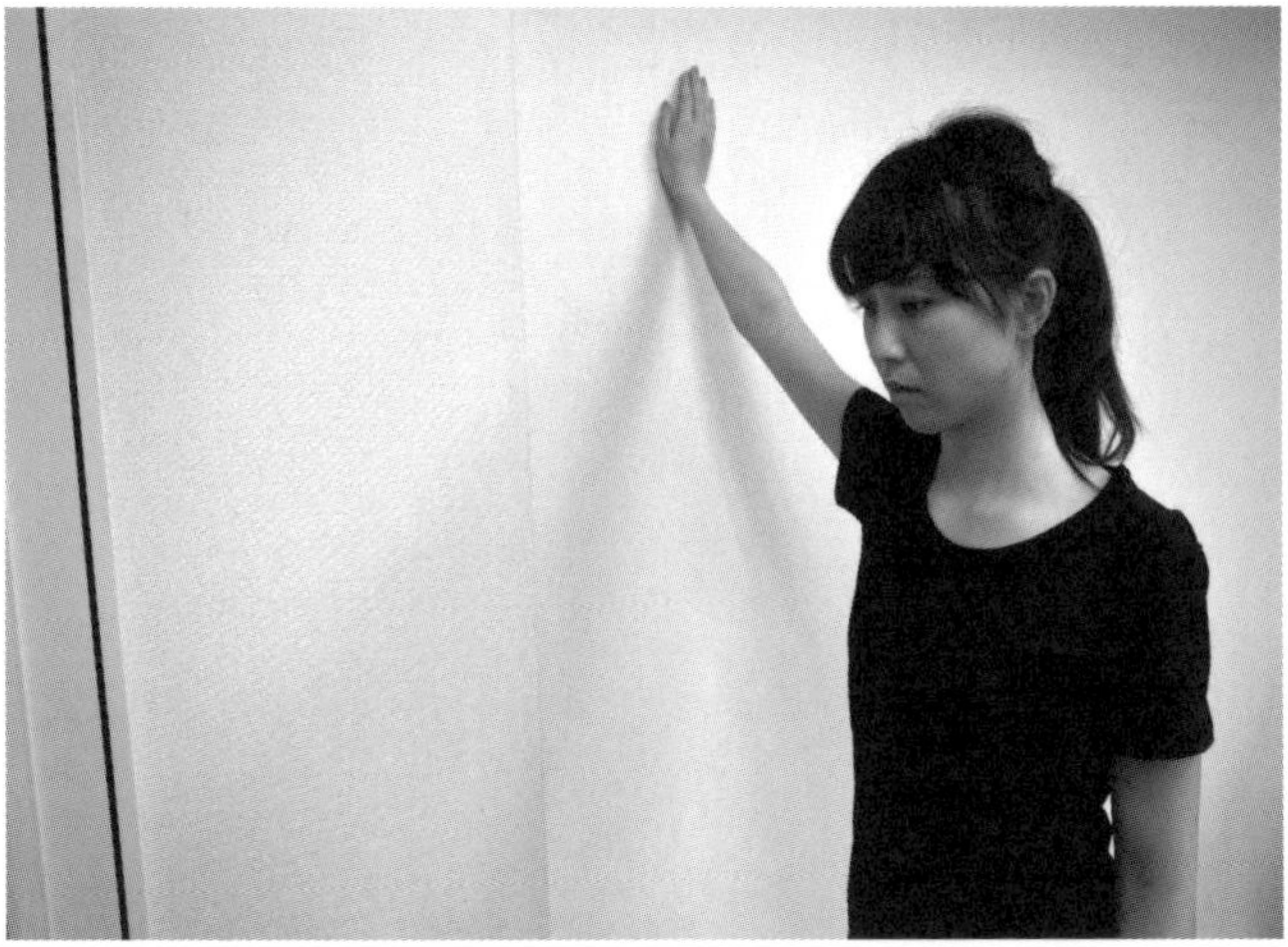

⑥　徐々に角度を高くして伸ばしてください。

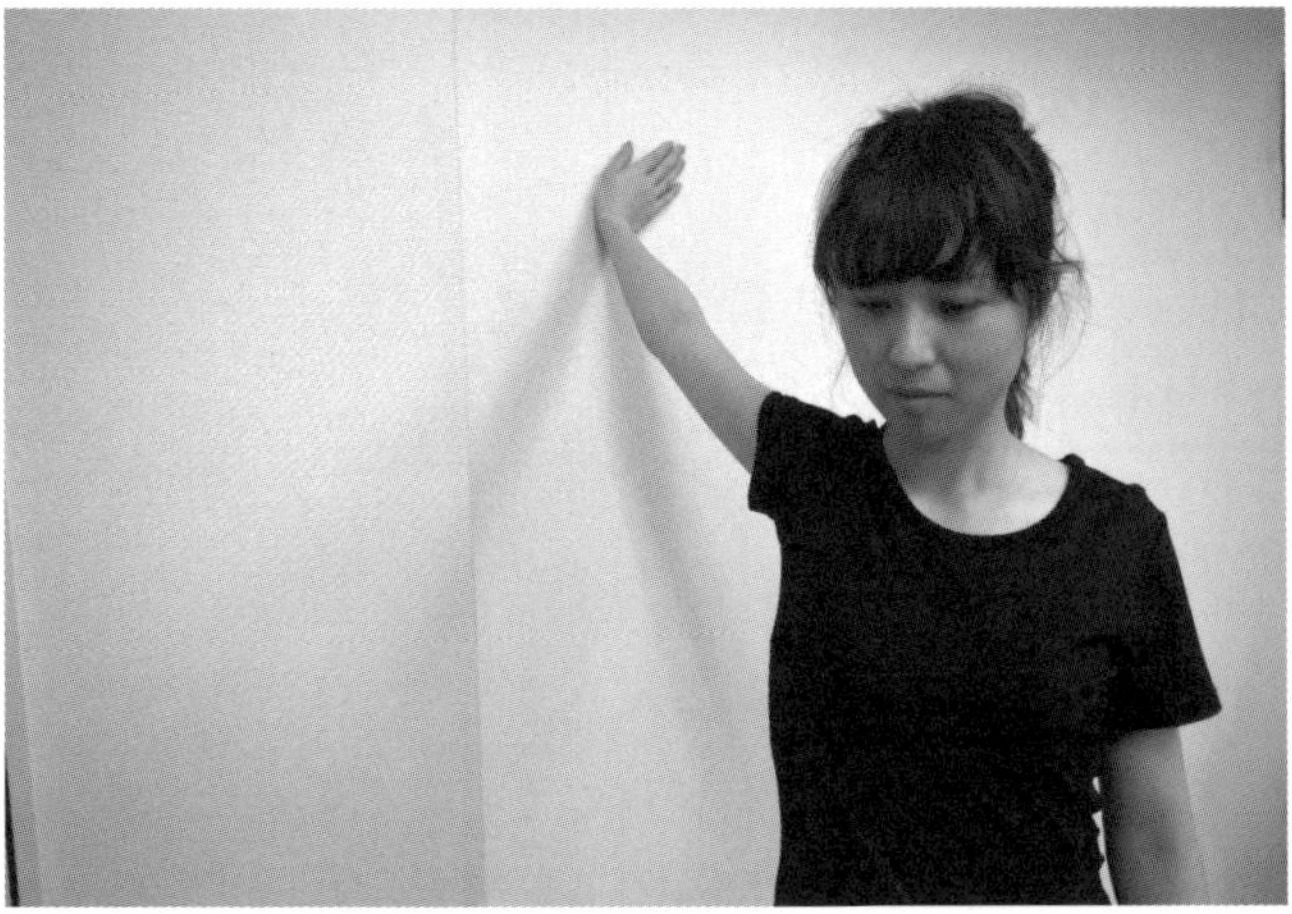

⑦　ストレッチを３～５セット行ってください。

ストレッチポールを使った大胸筋のストレッチ

ストレッチポールを使った大胸筋のストレッチは、次のように行います。

① 背骨の下に来るようにしてストレッチポールの上に寝ます。
② 五十肩で痛い側の手を真横にして、手の甲が地面につくように下げます。
③ 肩の痛みが強く、真横に手を広げられない場合は、痛みの緩い角度で広げます。
④ 手の甲を地面につけた状態で30秒維持します。
⑤ 3セット行います。
⑥ 慣れてきたら角度を上げていきます。

●ストレッチポールを使った大胸筋のストレッチ

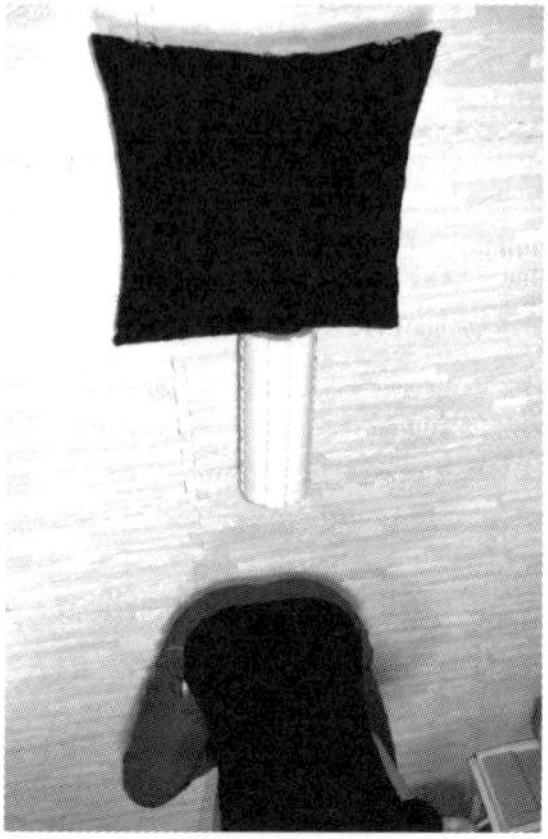

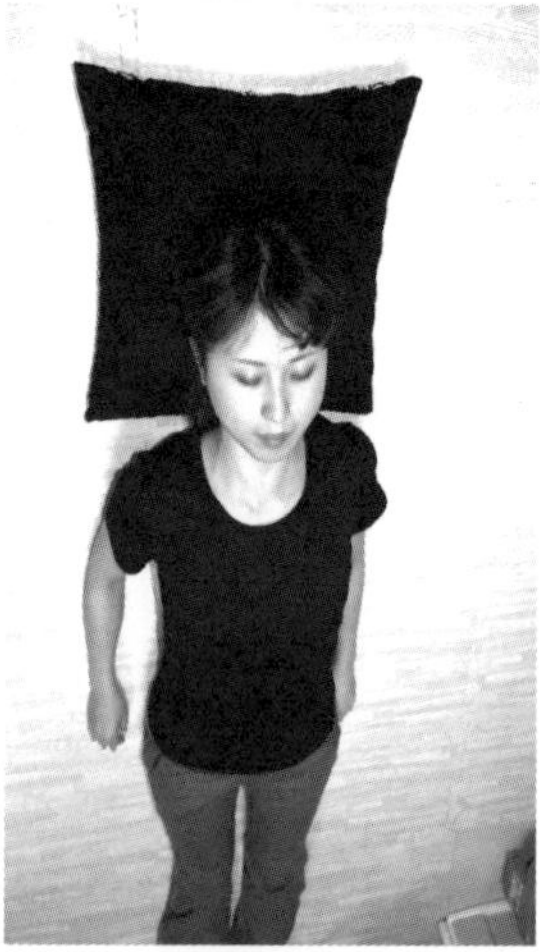

① 背骨の下に来るようにして、ストレッチポールの上に寝ます。

② 五十肩で痛い側の手を真横にして、手の甲が地面につくように下げます。
③ 肩の痛みが強く、真横に手を広げられない場合は、痛みの緩い角度で広げます。

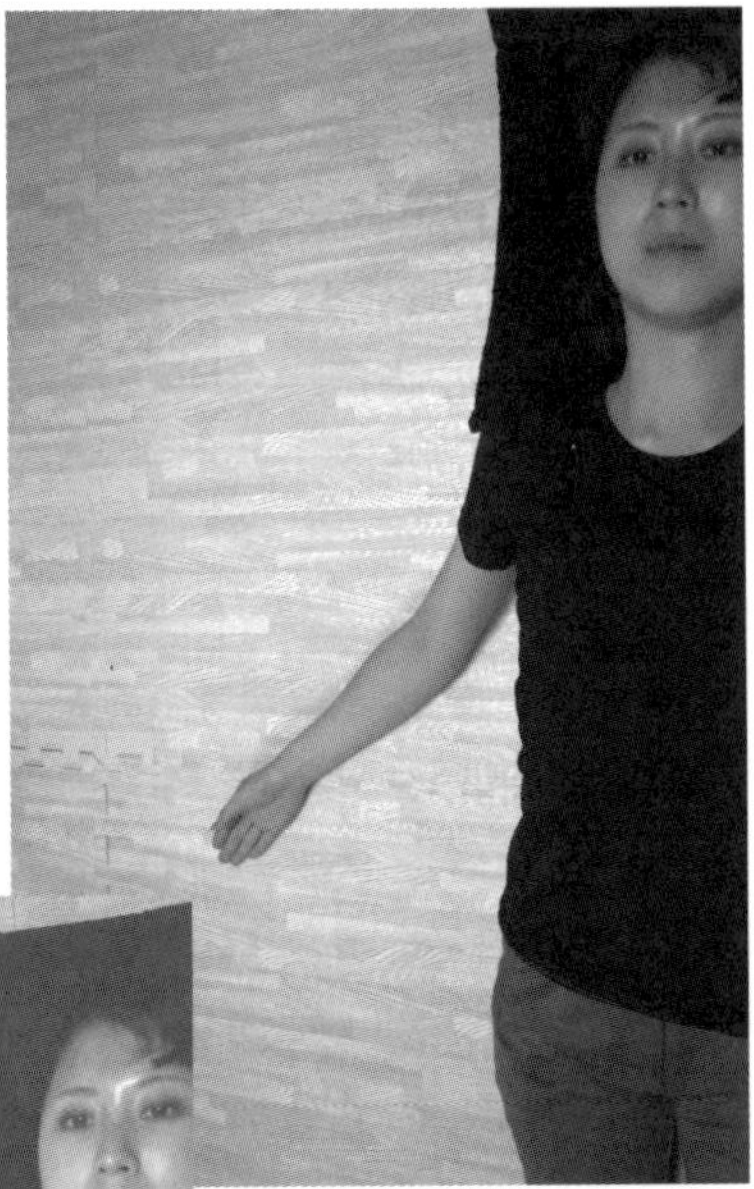

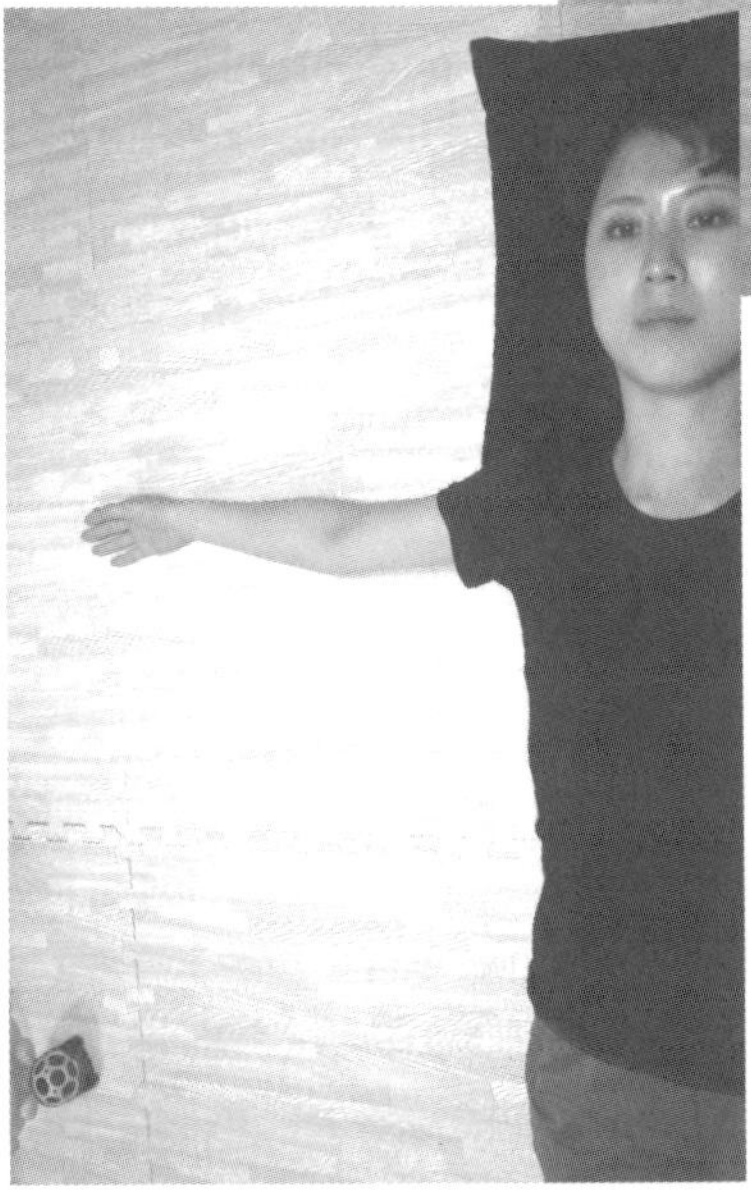

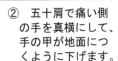

④ 手の甲を地面につけた状態で 30 秒維持します。
⑤ 3セット行います。
⑥ 慣れてきたら角度を上げていきます。

大円筋のストレッチ

大円筋も、肩の動きを元に戻す上で重要な筋肉になります。
大円筋が緊張を起こすことで、腕のシビレになることもあります。
そうならないようにしっかりと大円筋のストレッチを行ってください。
もし、シビレを感じている場合は、大円筋のストレッチを必ず行ってください。
大円筋のストレッチは、次のように行います。

① 正座します。
② 両手を床につけます。
③ 手をすべらせながら伸びます。
④ 肩の痛みが我慢できる可動域まで伸ばします。
⑤ 20～30秒キープします。
⑥ この際に息が止まらないようにします。
⑦ 3～5セット行います。

●大円筋のストレッチ

①　正座します。

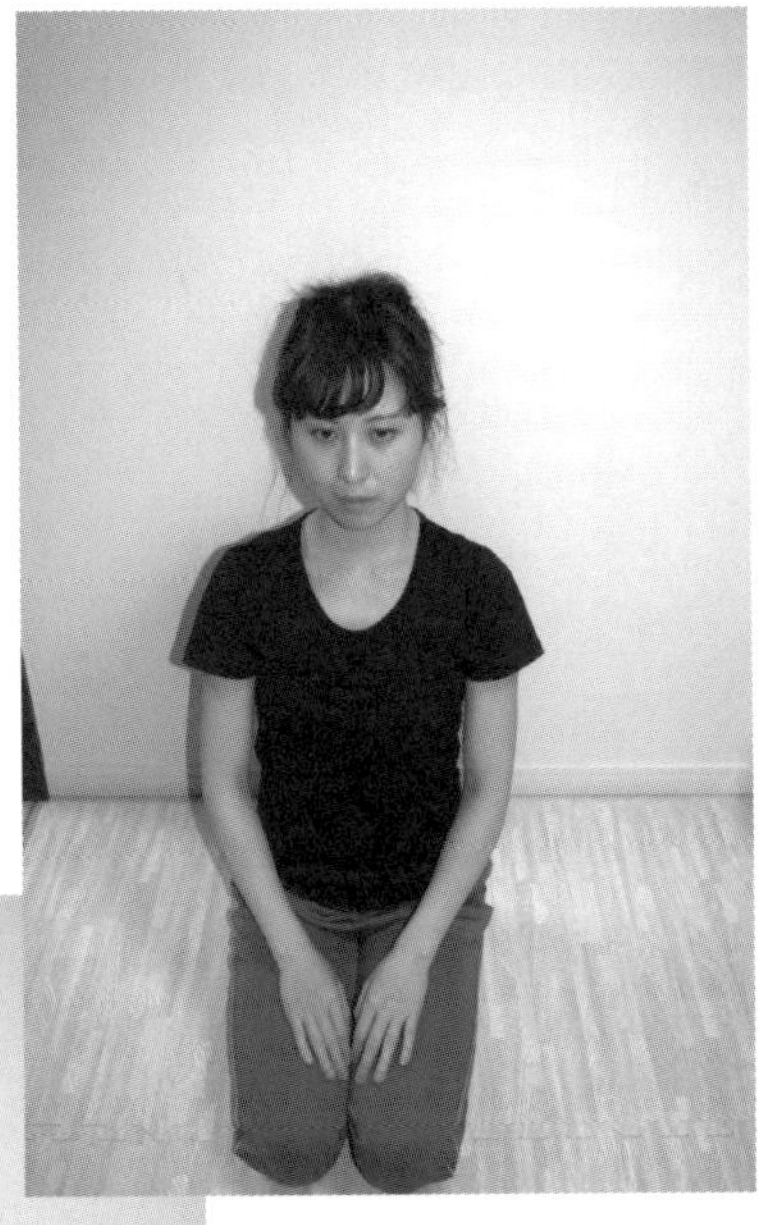

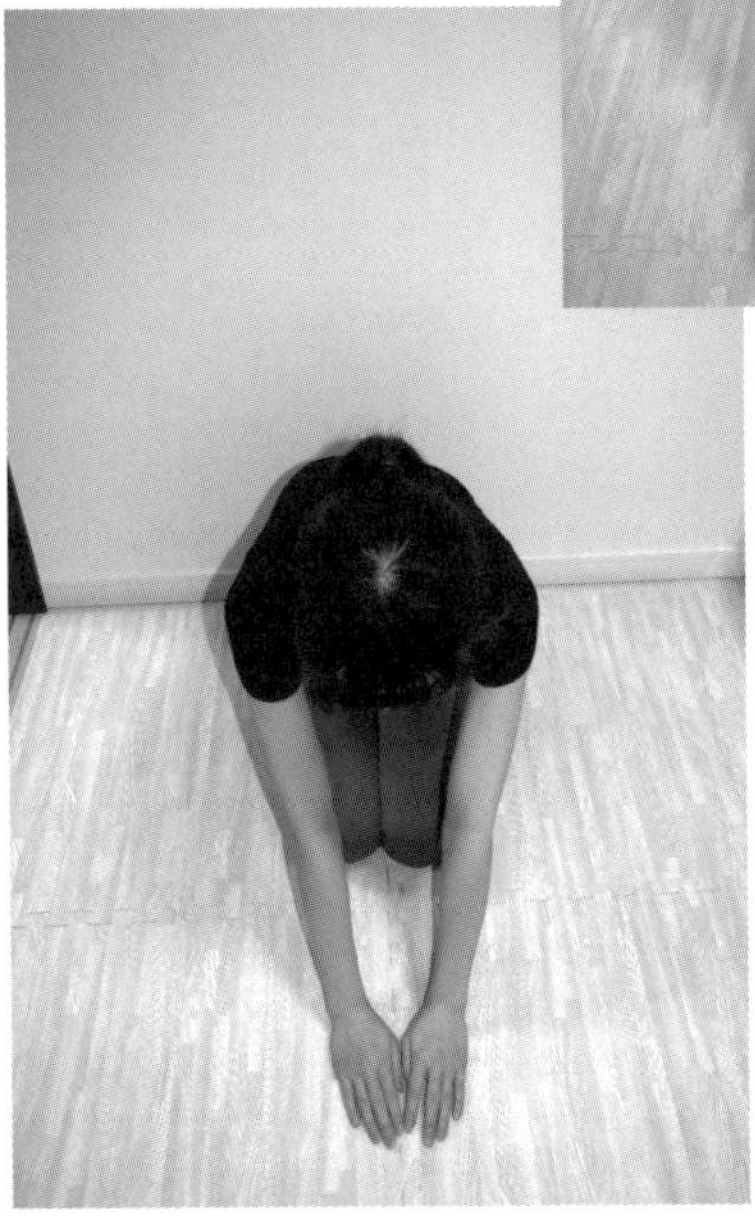

②　両手を床につけます。

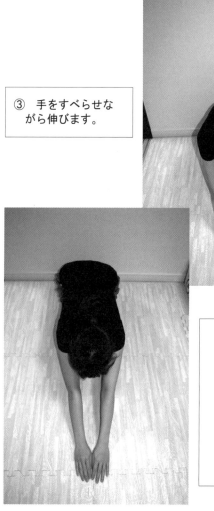

③　手をすべらせながら伸びます。

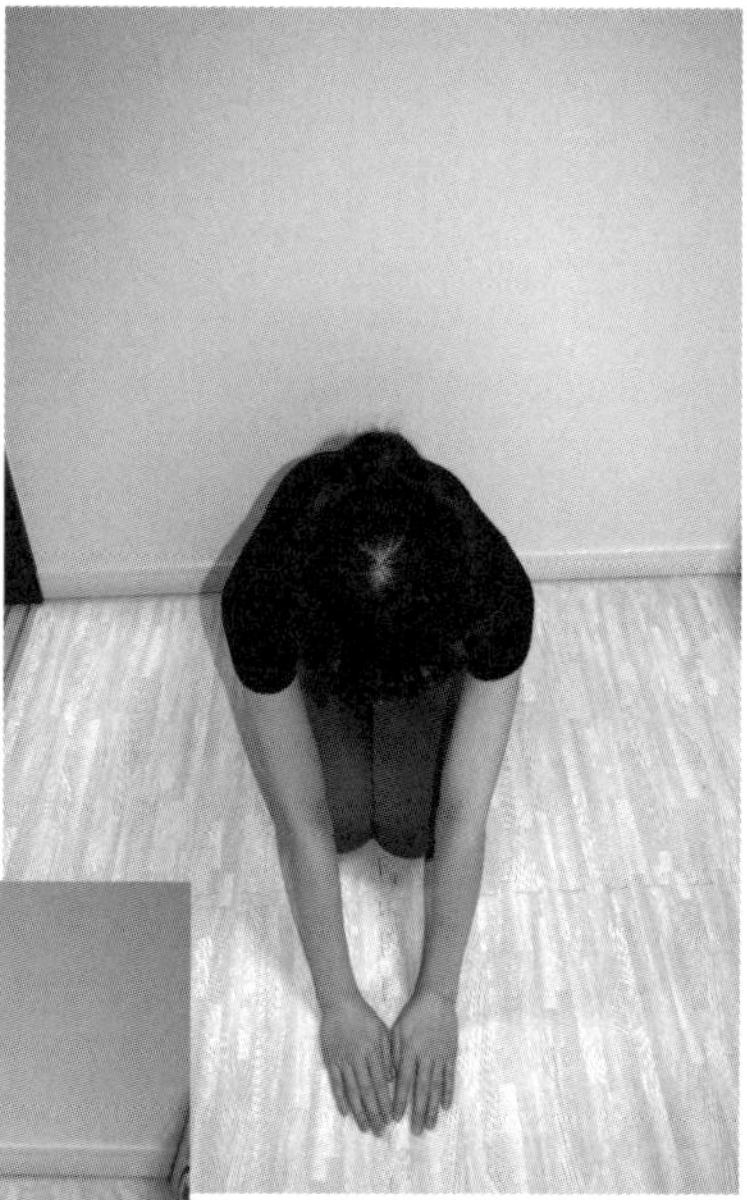

④　肩の痛みが我慢できる可動域まで伸ばします。

⑤　20～30秒キープします。

⑥　この際に、息が止まらないようにします。

⑦　3～5セット行います。

壁づたい運動

壁づたい運動は、次のように行います。

①　壁に向き合って立ちます。

②　痛いほうの手の平をぺたっと壁につけます。

③　ゆっくり、少しずつでいいので、壁につけた手を上に移動させていきます。

④　上げるのはここまでと思った場所で、10秒間ほどキープして終了です。

※痛みが増さない程度で無理しないようにしてください。

●壁づたい運動

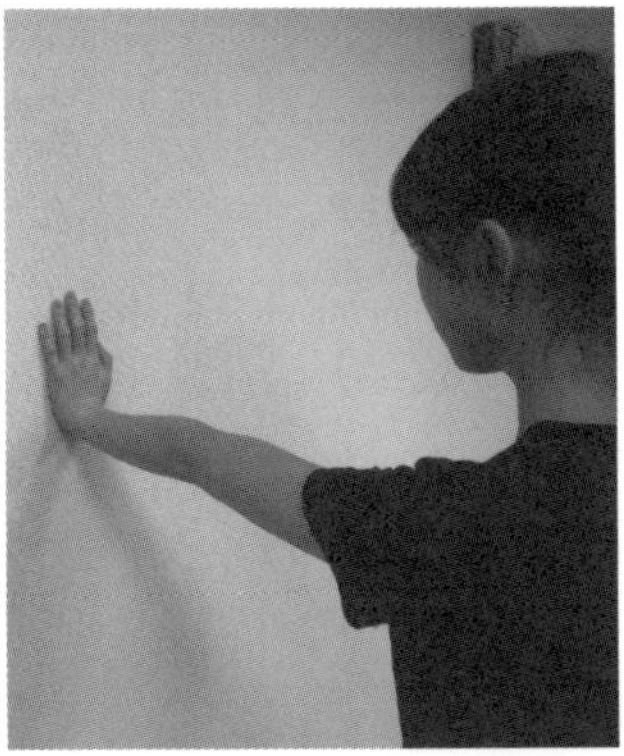

①　壁に向き合って立ちます。
②　痛いほうの手の平をぺたっと壁につけます。

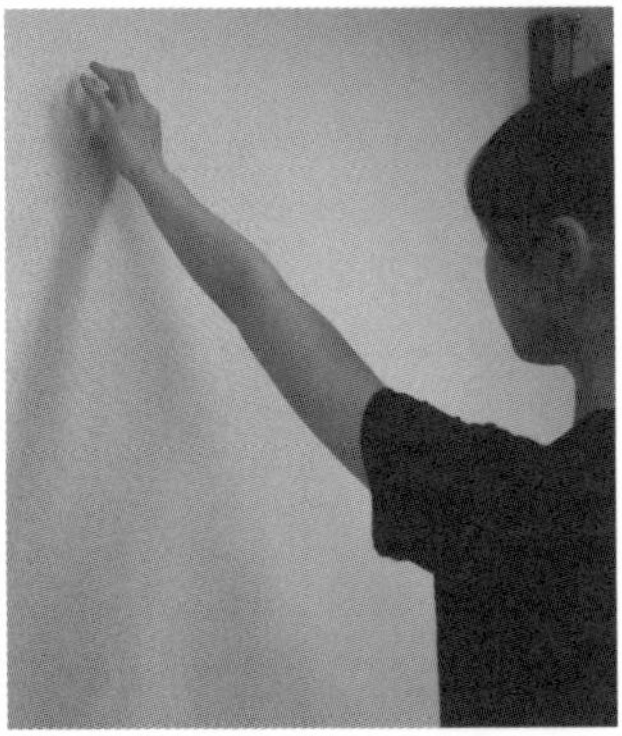

③　ゆっくり、少しずつでいいので、壁につけた手を上に移動させていきます。
④　上げるのはここまでと思った場所で、10秒間ほどキープして終了です。

タオルを使った体操1

タオルを使った体操1は、次のように行います。

① 両手でタオルを持ちます。

② 両手同時に手を上げます。

③ 途中から五十肩のほうがついてこなくなりますが、健康なほうの手を上げていき、反対側の肩が上がるようにします。

④ 無理のない可動域で10秒ほど止めて下します。

⑤ これを3セット繰り返します。

健康なほうの手の力を利用して、ゆっくり上げるようにしてください。できる限り一番高い位置まで上げて、10秒間維持するようにしてください。

タオルでの運動は、しばらく肩を動かしていなかった場合に有効です。

筋力量が極端に落ちてしまっている場合、痩せ細った筋肉で挙上運動をしていくのはなかなか大変ですから、健康なほうの力を借りながら上げていくことで効率のよい運動ができます。

注意点としては、完全に健康なほうの力で上げていくのではなく、上げれるところまでは五十肩側の腕の力で上げていくようにしてください。

●タオルを使った体操１

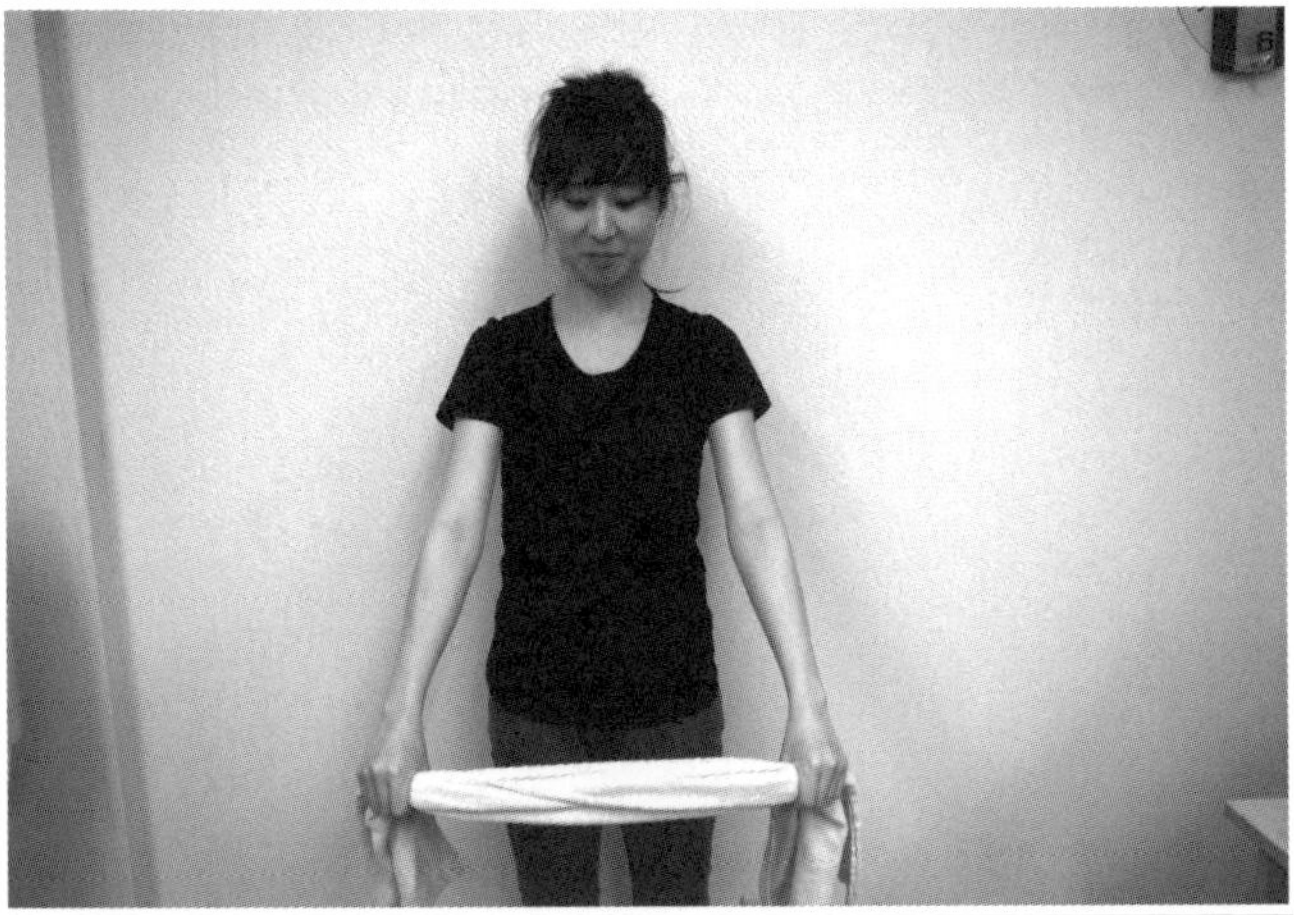

①　両手でタオルを持ちます。

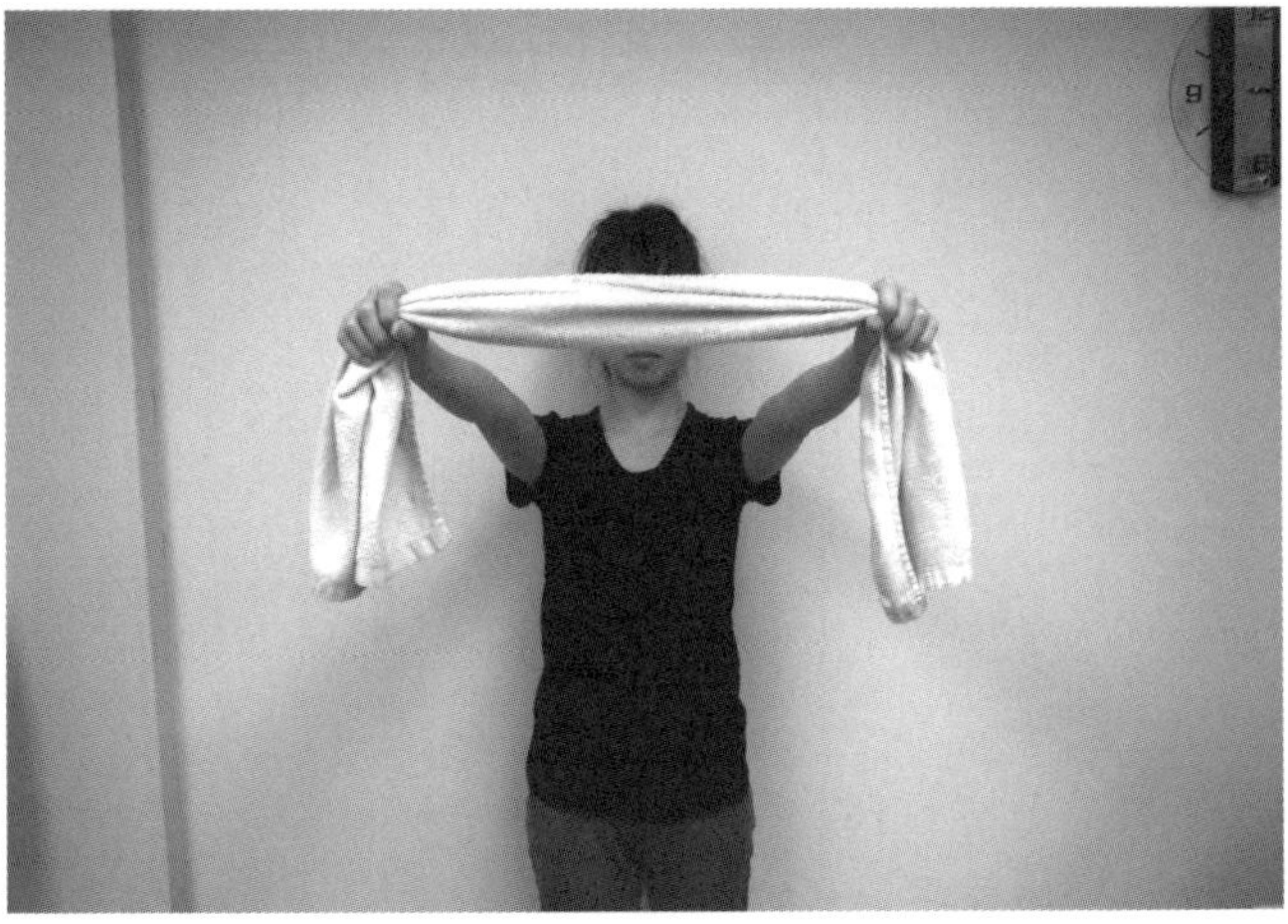

②　両手同時に上げます。

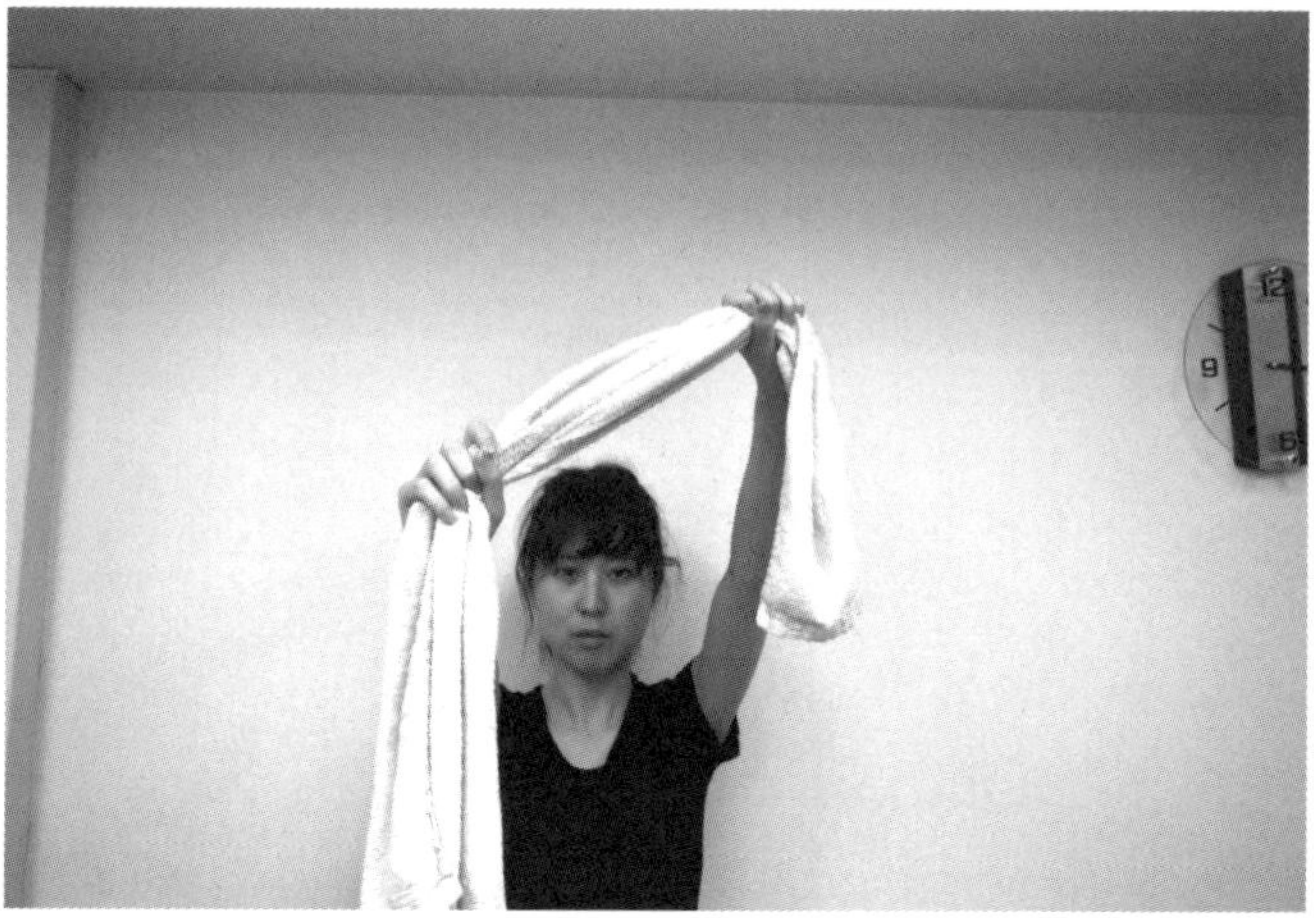

③　途中から五十肩のほうがついてこなくなりますが、健康なほうの手を上げていき、反対側の肩が上がるようにします。
④　無理のない可動域で 10 秒ほど止めて下します。
⑤　これを３セット繰り返します。

タオルを使った体操2

タオルを使った体操2は、次のように行います。

① 両手でタオルを持ちます。
② 痛みのある側横から手を上げます。
③ 健康なほうでタオルを引っ張ります。
④ 五十肩側をかばうように健康側で引っ張ります。
⑤ 無理のないところまで引っ張ります。
⑥ 30秒維持します。
⑦ ゆっくり下します。
⑧ 3セット繰り返します。

1回目より2回目のほうが高い位置に来るように、徐々に角度を上げるように努めてください。

タオルを使った体操1と同様、筋力が落ちてしまっている場合に有効です。

こちらの体操は、三角筋などの横から肩を上げるときに必要な筋肉を戻していく体操になります。

初めは、痛みで真横から上げられないと思いますが、できるだけ真横から肩を上げていくことを意識して行うようにしてください。

●タオルを使った体操2

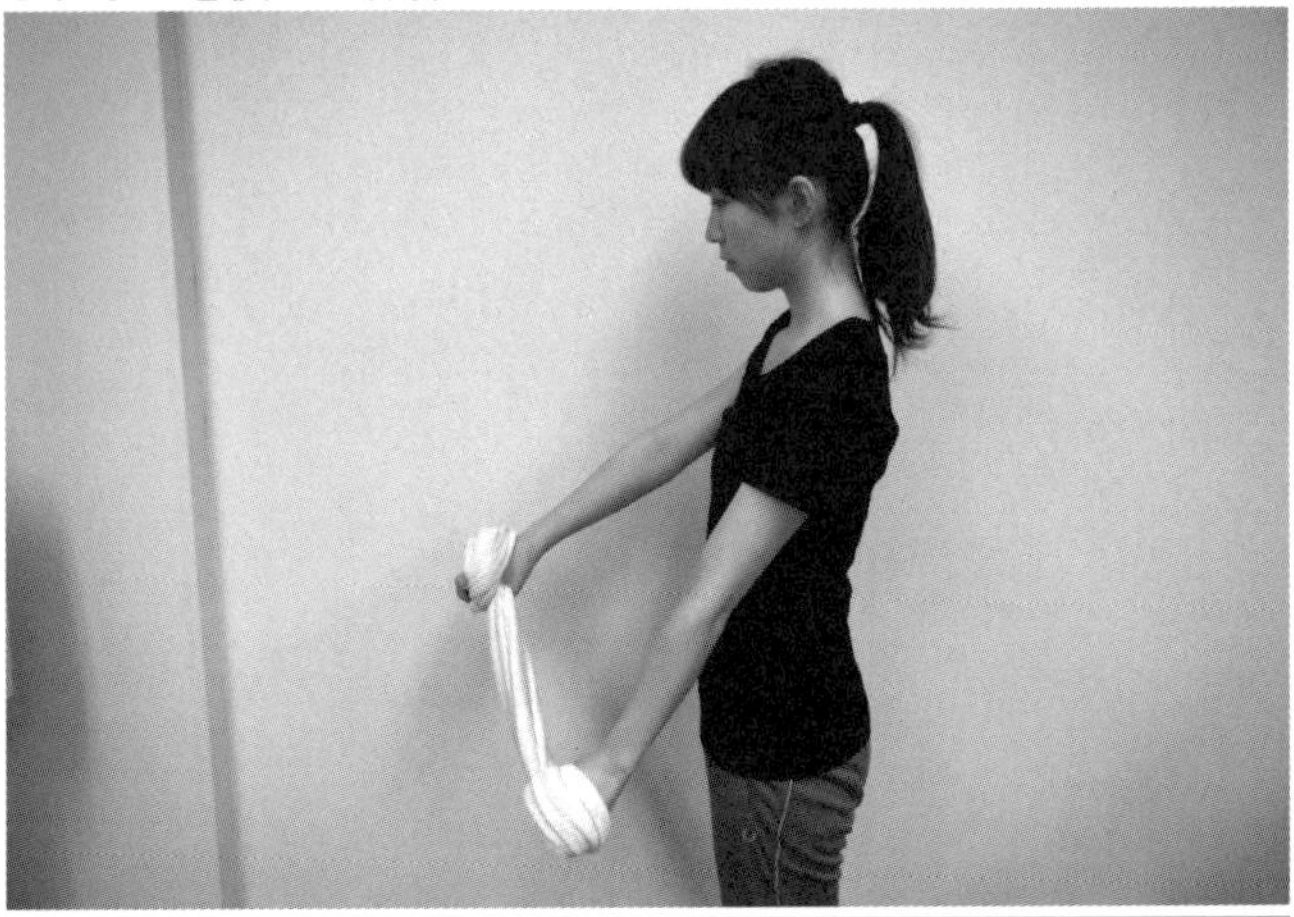

① 両手でタオルを持ちます。

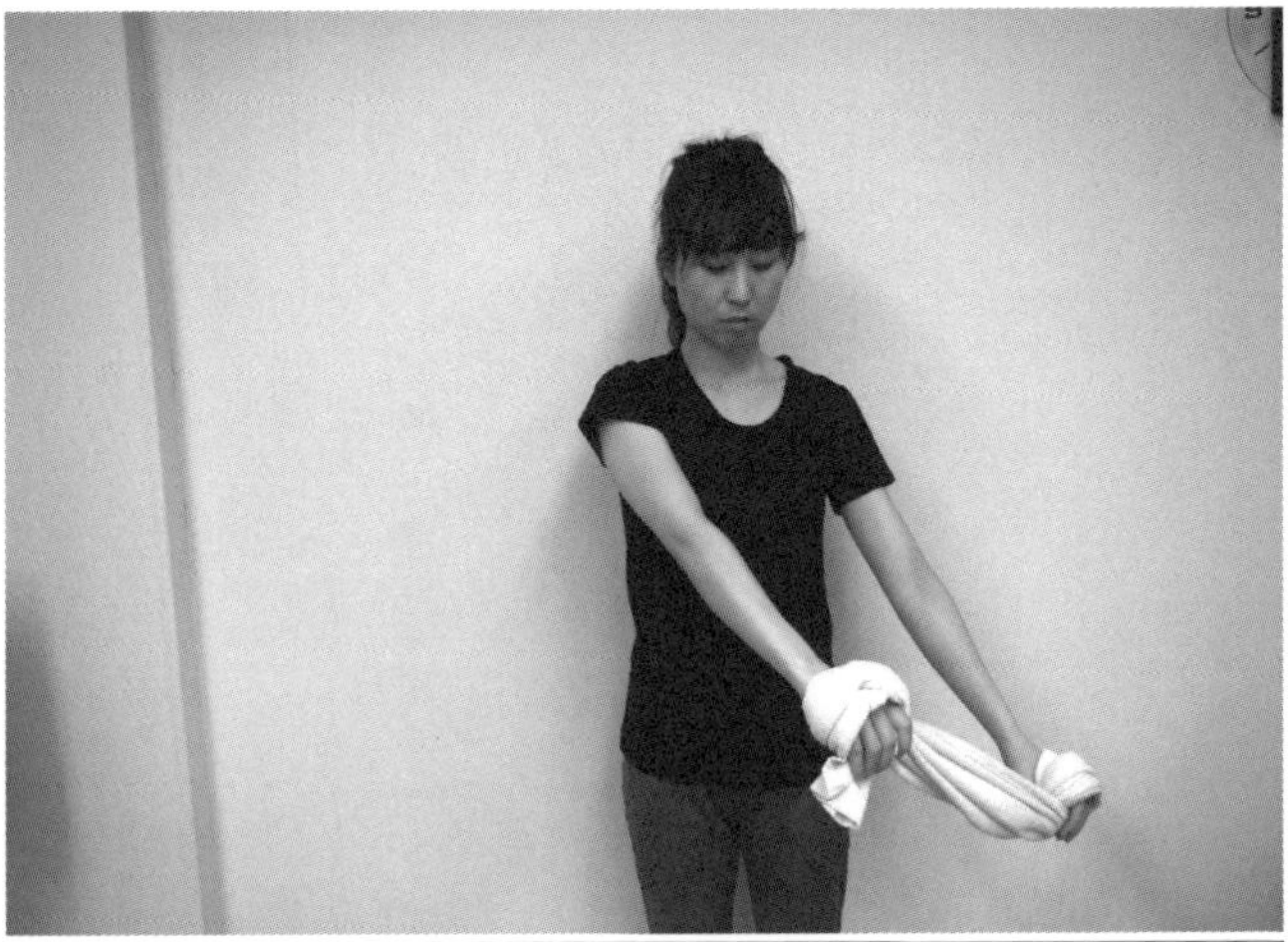

② 痛みのある側横から手を上げます。

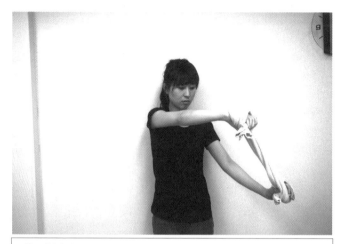

③　健康なほうでタオルを引っ張ります。

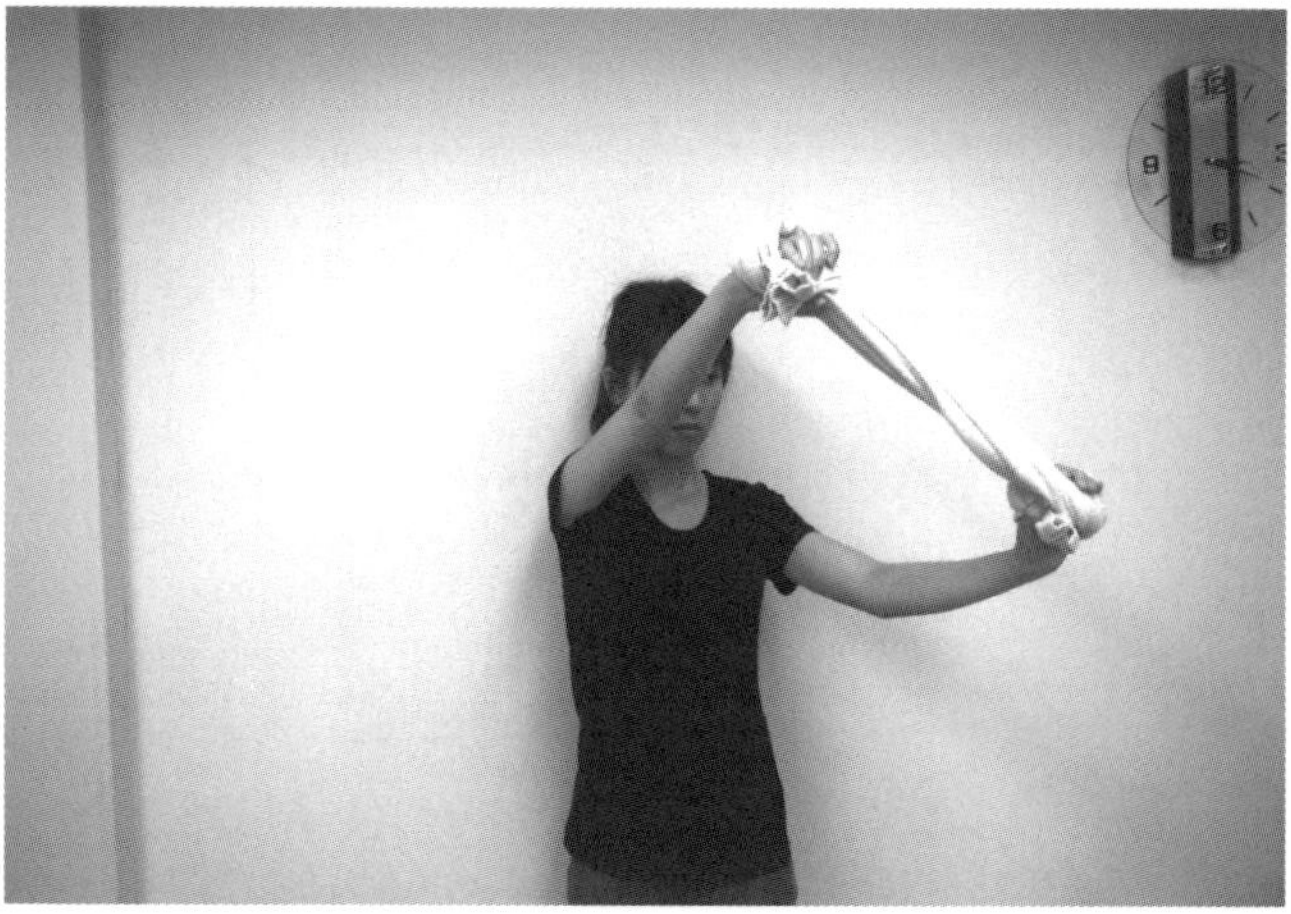

④　五十肩側をかばうように健康側で引っ張ります。

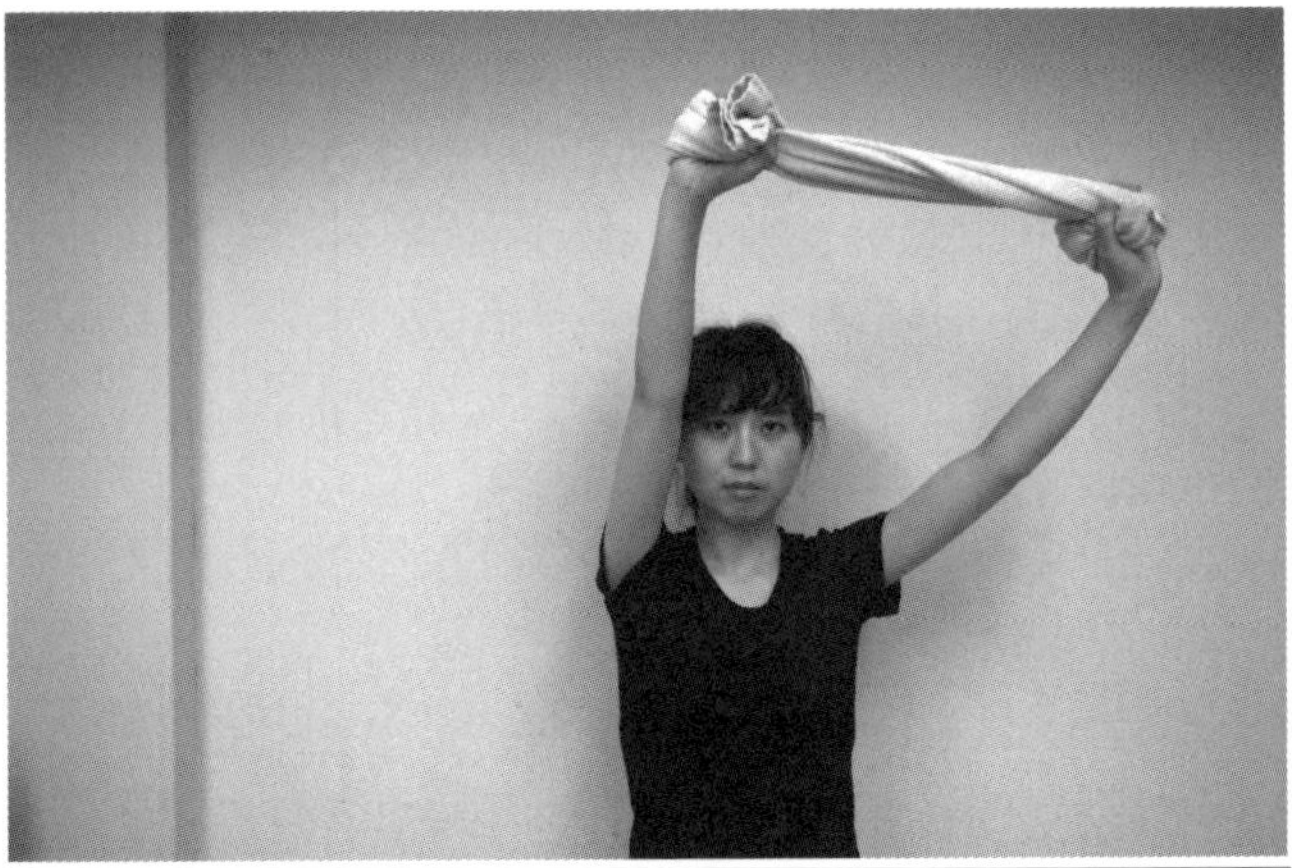

⑤　無理のないところまで引っ張ります。

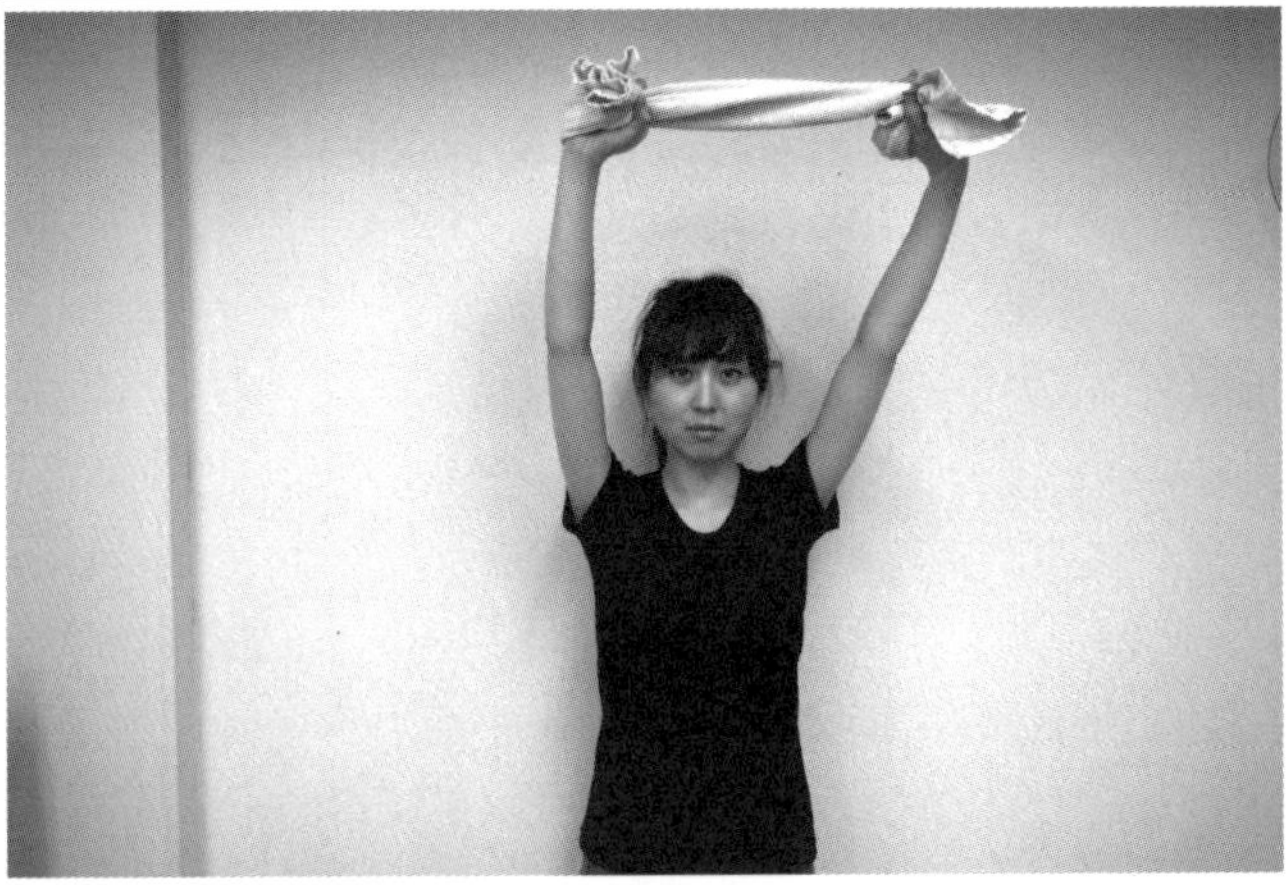

⑥　30 秒維持します。
⑦　ゆっくり下ろします。
⑧　３セット繰り返します。

第5章　五十肩にならない予防

肩に負担のかからない座り方

座り方1つで五十肩になるリスクが高くなります。

というのも、現代において、仕事の姿勢は、デスクワークが基本であり、パソコンに向かって作業をすることがほとんどです。

パソコンを使わない作業がないくらいです。

それだけ座って仕事をすることが何十年と続くと、一定の筋肉に負荷がかかり、筋肉が疲弊し、おかしくなるのも当たり前です。

座る姿勢を変えるだけで、肩の負担は大幅に軽減されます。

まず、見直してほしいのは、机の高さと椅子の高さです。

しっかりと両足が地面についている状態で、キーボードやマウスを触ってしんどくない高さを見つけてください。

そして、マウスを触る側の腕の下には、タオルを丸めてクッションをつくるなどして、できるだけ手首が楽になるような位置をつくってください。

座る姿勢をとる場合には、猫背になってしまうことも問題ですが、それを治すには時間と意識が必要です。

ほとんどの方が挫折してしまうので、簡単に姿勢をよくするには、市販されている椅子の上に置く骨盤椅子を使うのが、一番手っ取り早い方法になります。

姿勢よく意識して座るのは、５分と持ちません。気づいたときだけよい姿勢をしても全く意味がないことなので、素直に無意識でも姿勢よく保てる健康グッズに頼るほうがいいです。

長時間の持続姿勢をなくす

長年、五十肩を追いかけていると、同じような環境の方が五十肩になっているということに気づきました。

それは、長時間にわたって同じ姿勢で作業をしているという方が、患者さんのほとんどだったのです。

デスクワークはもちろんのこと、趣味で編み物をしている方も非常に多いですし、仕事で車を長時間運転する人もなりやすい傾向にあります。

どの患者さんも、痛めた原因がはっきりしない方は、必ず長時間の同じ姿勢が続いてしまう作業をしている方ばかりです。

デスクワークが多いのであれば、こまめに肩を伸ばすなどして、肩回りの筋肉をほぐすように心がけてください。

運動の大切さ

長時間の持続姿勢が続くのに加えて、運動不足で体を普段から動かせていない患者さんも非常に多かったので、会社でラジオ体操があるなら真面目に取り組んでもらい、運動する機会がないならジムで運動したり、ランニングをしながら、体を1週間に1回以上は動かすようにしてください。

五十肩の患者さんは、ほとんどの方が運動不足であることがわかっています。パソコンやデスクワークでの作業が長時間続く方のほとんどは、姿勢も悪く、肩こり、首こりを同時に感じている患者さんが多いです。

肩こりを感じていない方でも、肩こりがあったり、首のこりがあったりとすることもあります。気づいていないだけで筋肉の緊張が強くなってしまっている場合もあるので、肩こりや首こりなど感じていなくても頻繁に動かすようにしていてください。

人は、1週間寝たままの状態を続けると、10～15％程度の筋力低下、3～5週間で約50％に低下するともいわれています。

最大筋力の20％未満の活動では、筋萎縮や筋力低下が起こりやすいとされています。つまり、運動不足や固定された姿勢で筋肉を動かさない生活を繰り返すと五十肩になる可能性が高いということです。改めて運動の大切さを理解してもらえればと思います。

第6章　夜間痛の原因と緩和方法

夜間痛の原因と緩和方法

夜間に肩の激痛で起きる方も多いですが、睡眠薬を飲んでも起きてしまう五十肩の患者さんもいます。

夜寝る際は、血流が悪くなり、筋肉が硬くなりやすいです。そのせいで、炎症を持った筋肉が寝ている間に硬くなり、腕の重みで引っ張られて、炎症部分に負担がかかり、痛みが出てきます。

もう1つの原因といわれているのが、骨内のうっ血です。

骨には、血管が入っていって、血液を骨の中に送り込むことで骨に栄養が入っていますが、骨に入っていく血管と出ていく血管は、管の質が違います。

入って行く血管は、弾性血管といい、骨に血管が入っていく際に周りの筋肉に圧迫されたりしても血流が悪くなることはあまりないですが、出ていく血管は、弾性血管ではないので、周りの筋肉が硬くなり血管が圧迫されると血流が悪くなり、骨から血液が出ていけなくなります。

つまり、入っていく血流はよいのですが、出ていく血流が悪くなるので、結果、骨内で血液が溜り、うっ血を起こし、骨が膨張して疼くことになります。

主にこの2つのことが原因で夜間痛になります。筋肉が腕の重みで引っ張られない姿勢や血流が悪くなりにくい姿勢で寝る姿位を真似してやってみてください。

●夜間痛の緩和方法１（上向きで寝る）

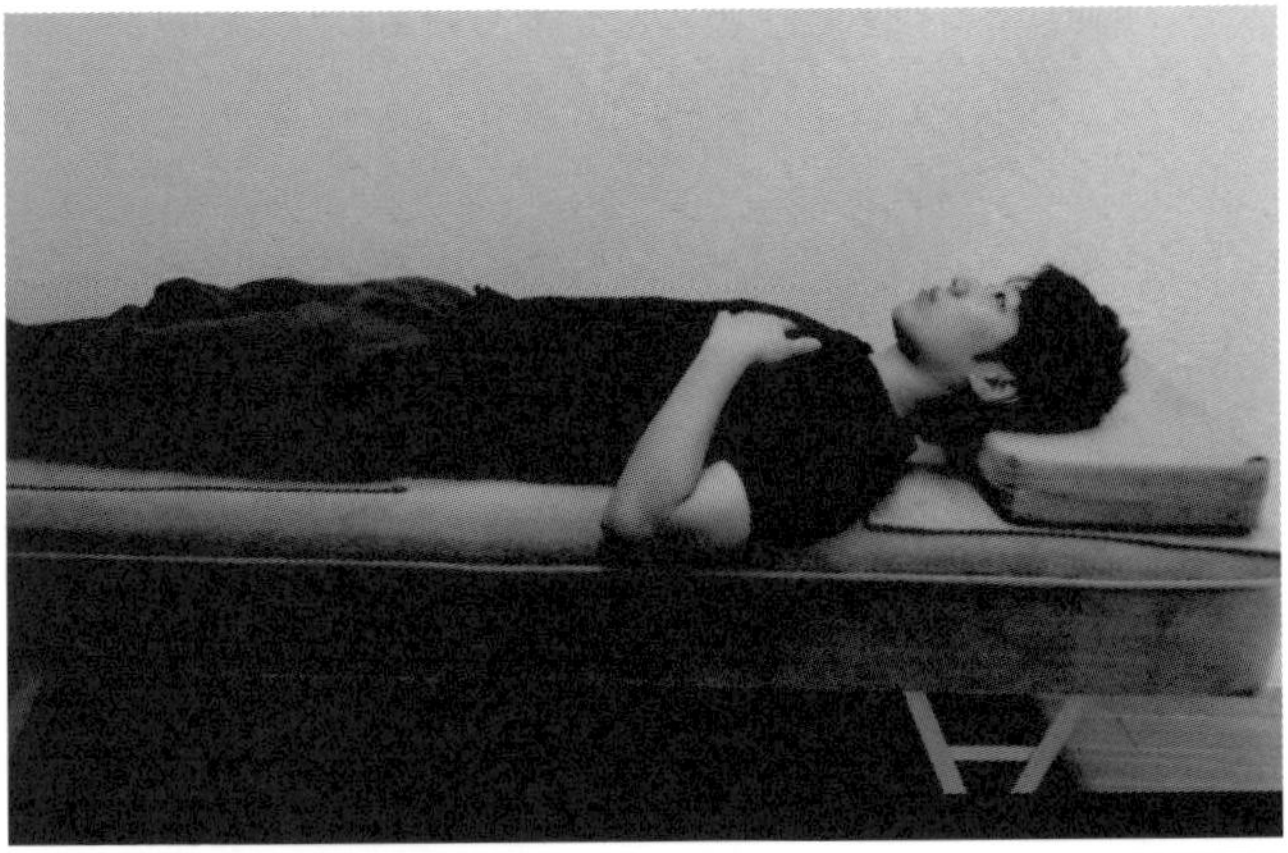

①　上向きで寝ます。

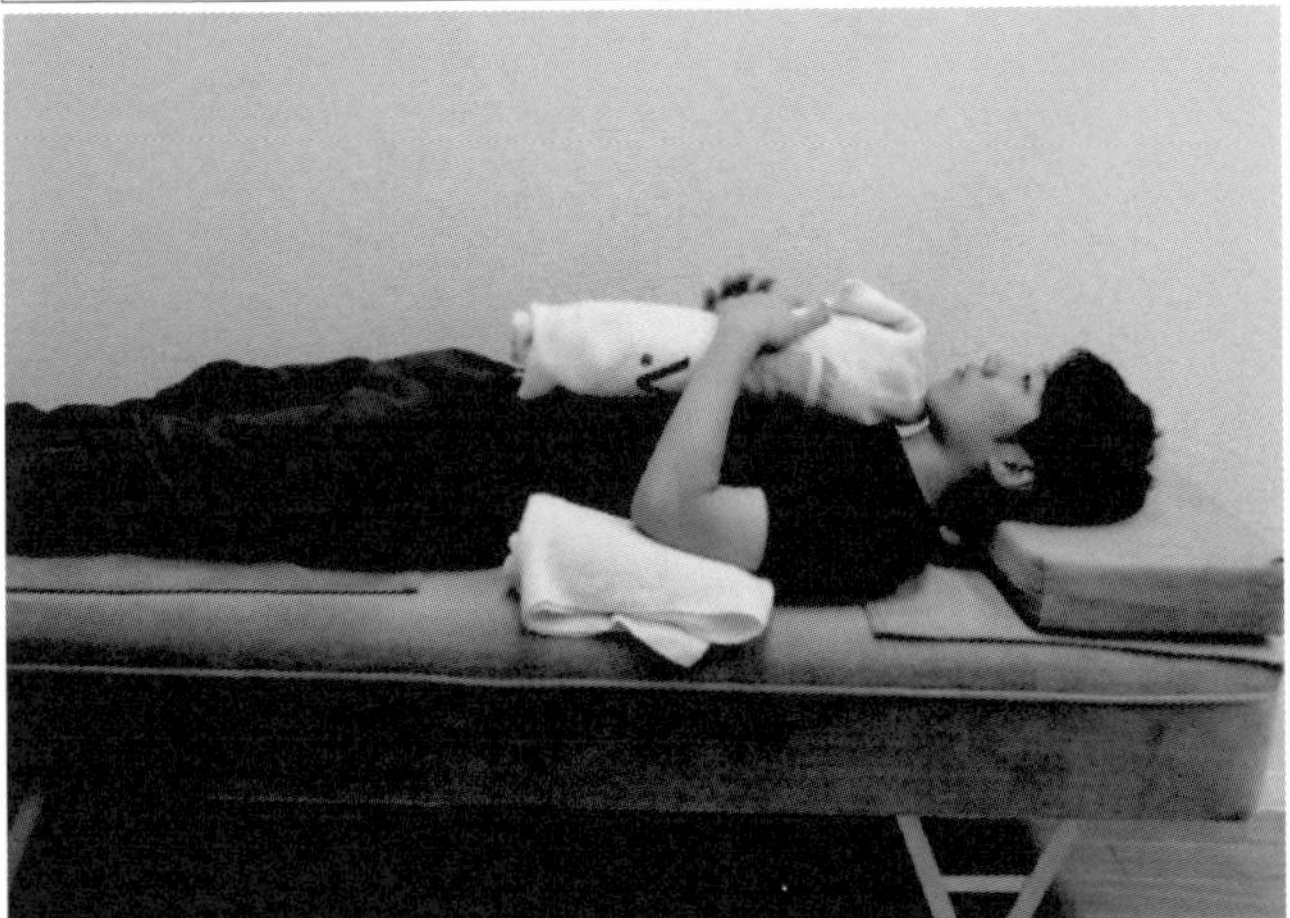

②　肘の下にタオルを敷き、胸の前でクッションを抱えます。肘が下がらないように、痛みが楽な位置を探します。

●夜間痛の緩和方法２（横向きで寝る）

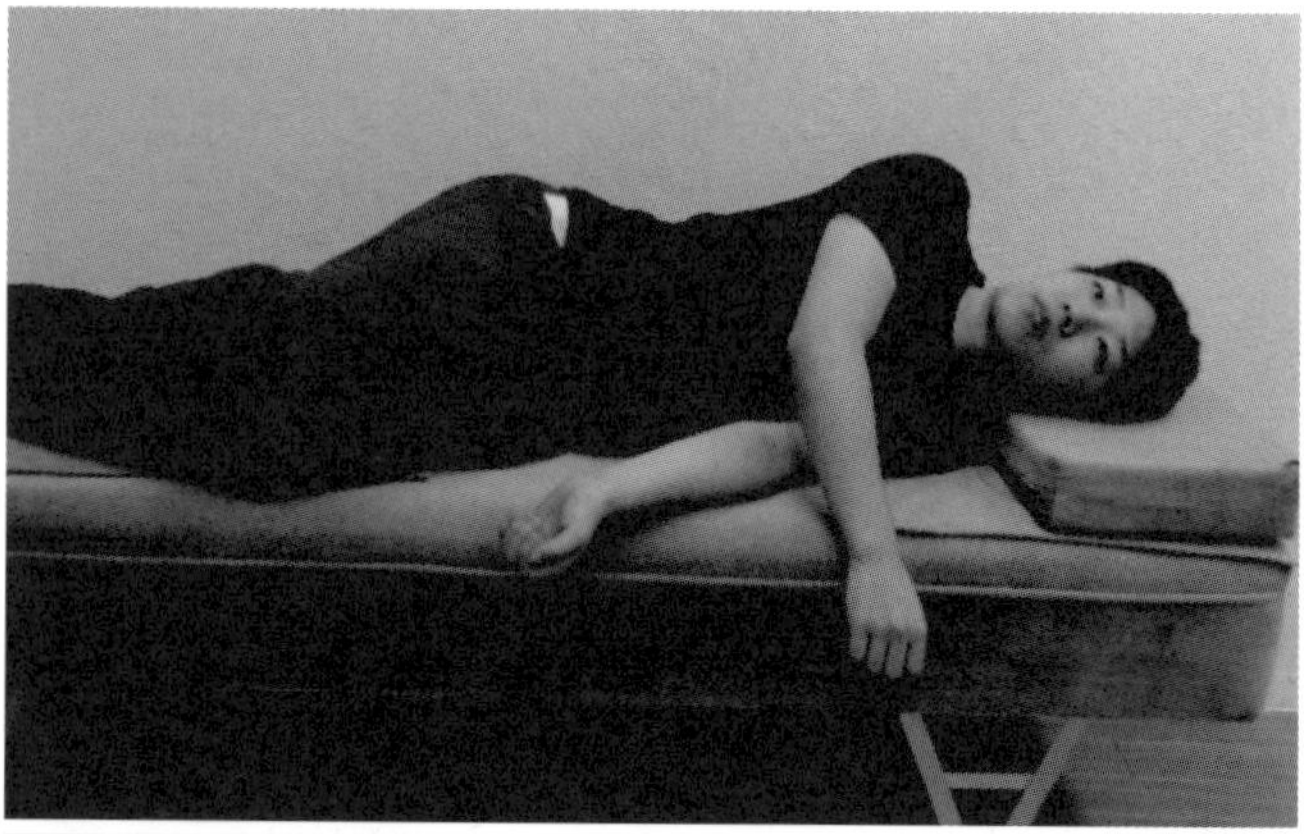

① 横向きで寝ます。

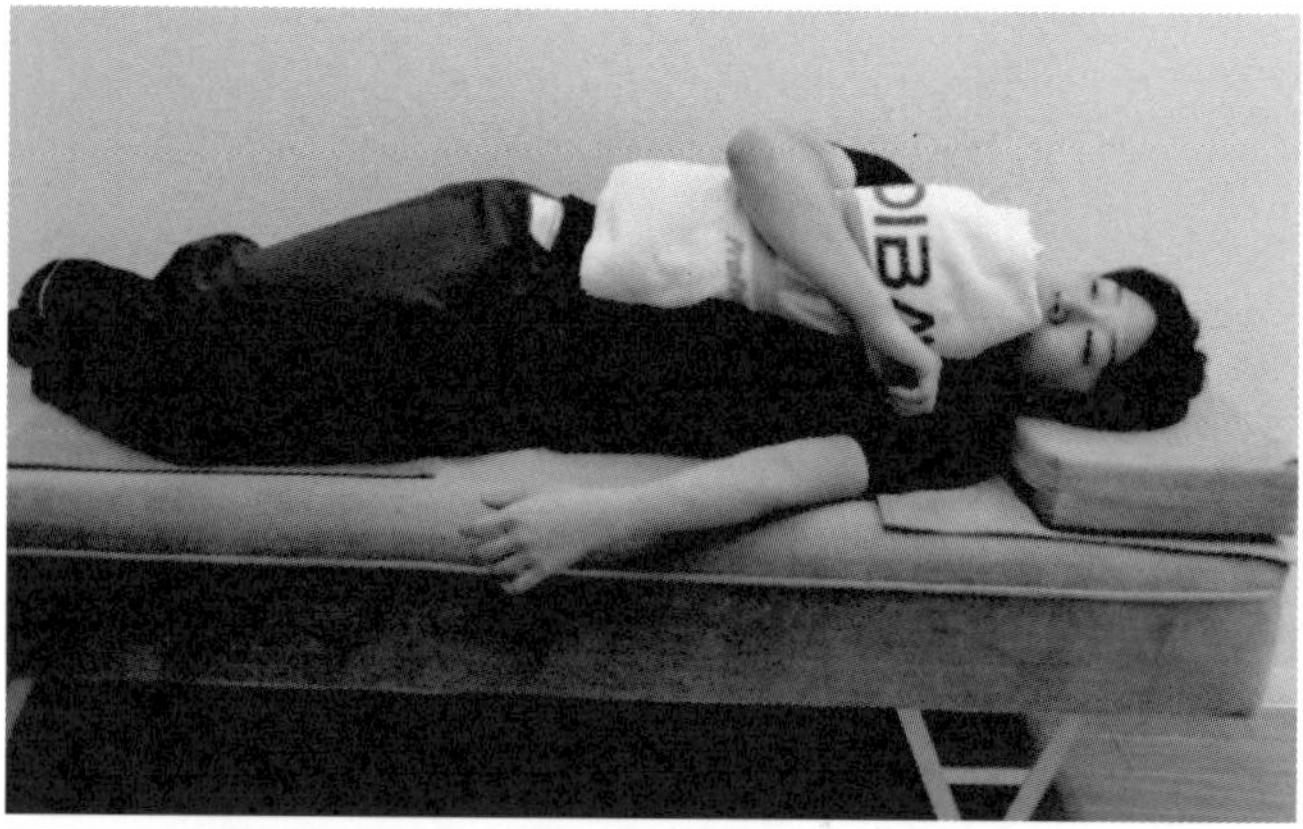

② クッションを抱えて、痛みが楽になる位置を探します。痛みが強い場合は、上向き、横向きの好きな寝方で寝てください。上向きで寝られる場合は、上向きで寝るようにしてください。

夜間の痛みは血流で軽減！

夜間痛を楽にする方法は、姿位以外にも、敷き電気毛布を敷いて寝ると改善される方もたくさんおられます。

血流を改善することで筋肉がほぐれると共に、炎症部分への負担が改善されるので、痛みも同時に楽になるケースが多いです。

特に、お風呂に入って楽になる場合は、血流低下により肩の痛みが増えていることを指すので、冬場であれば普段から貼るカイロを身につけてください。そうすることで、炎症も改善されやすくなります。

五十肩のときの寝方の注意

普段の寝方として、上向きで寝ることが肩にいいです。

横向きで寝ることは、どちらかの肩は圧迫されてしまい、負荷がかかってしまいます。

そのことで五十肩を誘発してしまう可能性も高くなります。

夜間の痛みで肩が痛いときは、どんな姿勢でも痛みが軽減される寝方で構わないですが、夜間の痛みがなくなれば、上向きで寝るように心がけてください。

夜間痛はみんな辛い

当院に過去に来られたことのある患者さん、夜間痛で次のような経験をされています。今悩んでいる夜間痛と比べて見てください。

・A・Kさん

去年の10月頃から五十肩になり、夜間痛が酷くて悩んでいます。週1回、ペインクリニックで関節注射をしてもらっていますが、注射の効き目がなくなると痛みます。

洋服も痛みで着替えが辛いうえ、腕も上がり辛く、シャンプーもできません。買い物の荷物を持つと痛み出す始末です。今朝方から微熱も出てきており、何とか痛みが取れないものかと悩んでいます。

・K・Hさん

ちょうど1年ほど前から肩の痛みが気になり始め、Y整形外科を受診しました。腕も上がるし、後ろにも手がいくし、動きに特に支障はなく、レントゲンでも異常はなかったので様子を見てくださいと終了。

酷くはないけど変わらないのでYを再受診しましたが、痛みはあるけど酷くはないので鎮痛剤と湿布薬を処方されました。リハビリに来るようにと言われたが、激混みのため、近くの接骨院で電気とマッサージを受け始めましたが、夜中に激痛。

第7章　本当にそれ五十肩？

肺がんと五十肩

肺がんになると、関連痛が出て、肩のほうに痛みが出ることがあります。

主に肺がんの関連痛は、息をする、笑う、咳をするなどのときに胸が痛みます。

何か違和感を感じるような肩の痛みは、必ず病院を受診して検査するようにしてください。

私の治療院には、肺がん手術後の患者さんも多く来られます。

これは、肺がんを切除する際に、筋肉を切っているからだと考えられます。

その際に、筋肉の動きが悪くなったり、筋肉の拘縮が必ず起きます。

人によって程度は変わりますが、その筋肉へのダメージが、1年後2年後になると悪さをして、五十肩になっていきます。

腱板断裂《けんばんだんれつ》

長期にわたり肩の痛みが続くと、筋肉がもろくなり、筋肉が切れることがあります。肩の筋肉が切れることを腱板断裂と言います。

1度、腱板断裂をしてしまうと、元には戻りません。

年齢や程度によって変わりますが、酷い場合は手術をして筋肉を繋ぎ合わせます。

切れている程度が軽度な場合は、手術はせずに、周りの筋肉がサポートして切れた部分をかばってくれるようにリハビリします。

腱板断裂している場合は、自力で手を上げることはできませんが、他動であれば手を上げることができます。

誰かに手を上げてもらって耳横まで上がるようでしたら腱板断裂の可能性があります。

その際は、必ず病院で検査をしてください。

頚椎《けいつい》の問題

頚椎に問題があり、肩の痛みになってしまっている場合もあります。

私の治療院にも過去に頚椎が問題で肩が上がらなくなっている患者さんが来られたことがあります。

そんな患者さんの特徴としては、肩は他動であれば上がるが痛くないということです。

患者さん自身は、必死で肩を上げようとしますが、力が入らなくて上がらない状態です。

普段は、何もしなくてもシビレや肩の痛みが出て辛く、肩を他動で上げる分には痛みが出たりしないのが特徴です。

関節や筋肉に何ら問題がないので、他動で肩を上げてあげると全く痛みなく、１８０度耳の横まで肩が上がります。

もし、同じような感じで肩の痛みを感じてなかなか治らないと思っている方は、首のレントゲンを撮るようにしてください。

頚椎の問題では、ヘルニアや狭窄症などの恐れもあります。他動であれば痛みなく上がるが、自力では上がらないなど、異変を感じたら必ず病院で検査をしてください。

また、首周りの筋肉がガチガチに硬くなり、神経痛が起きることもあります。こういった症状は、胸郭出口症候群といわれ前斜角筋と中斜角筋との間、鎖骨と第一肋骨の間、小胸筋との間で神経と血管が圧迫されて起きます（25頁の図参照）。

胸郭出口症候群を改善するには、姿勢の注意や体操療法のほかに日ごろから体に負担をかけない工夫が大切です。適度な休息や十分な睡眠をとって、なるべく疲労をためないようにしましょう。

例えば、仕事中などに肩こりや腕のだるさを感じたら、休憩をとるようにします。

特に、手や腕のしびれが出ている場合は、無理をしてはいけません。入浴時に体を温めれば、血行が促進することで筋肉の疲労回復や、血管の圧迫による血流低下を改善できます。

なで肩は、肩こりを起こしやすく、胸郭出口症候群の要因の1つです。なで肩の人で、がんこな肩こりや腕のだるさがあり、腕を上げたときに腕から手のしびれや脱力感を感じる場合は、胸郭出口症候群の可能性があります。

第8章　病気と五十肩の関係

乳がんと五十肩

乳がん術後は、筋肉の損傷や長胸神経《ちょうきょうしんけい》を傷つけていることもあったりするので、肩が上げられなくなります。

病院でのリハビリである程度よくなったりしますが、病院のリハビリだけでは治しきることができない患者さんも多いです。

そのため、痛みや違和感をそのまま放置してしまった結果、肩に炎症が起きて五十肩になってしまう患者さんがいます。

乳がん術後の五十肩の患者さんは、比較的症状が重く、可動域もなくなっている方もいます。

そのため、傷口周りの筋肉をしっかりとほぐしておくようにしてください。

リウマチと五十肩

リウマチになると、関節に痛みが出ます。

酷い場合は、少し動かすだけでも痛みが出てしまう方もいます。

そんなリウマチですが、肩にもリウマチは悪さしたりすることもあります。

ただ、リウマチが本当に原因になっていて痛みが出ているかどうかは、しっかりとした検査をしないとわからないことになります。現に、私の治療院では、リウマチと言われて肩の痛みで来た人が、何人も治っていった例があるからです。

リウマチ外来で肩も痛いと言うと、レントゲンを撮らずに、リウマチと決めつけてしまう医師がいるのが現実です。

そんな患者さんは、五十肩かリウマチかはっきりさせるためにも、必ずレントゲンを撮って画像診断をしてもらう必要があります。

リウマチだからといって、肩の痛みもリウマチから来ているものかは、レントゲンを撮って確認しておく必要があります。

レントゲン上、リウマチでないことがわかれば、五十肩のケアを行ってください。

糖尿病と五十肩

糖尿病と五十肩との関係は、まだ研究が進められている最中ですが、糖尿病の人は五十肩になりやすいというデータが出ています。

糖尿病患者さんの10～20％の方が五十肩の痛みに悩まされています。

糖尿病を罹患している方は、食事や運動をするなどで、肩の痛みも治癒しやすくなります。

当院では、糖尿病を罹患している患者さんに食事指導を行うことで、肩の痛みも早期に改善されている方もいます。

五十肩とうつ

初めて聞くことかもしれませんが、重度の五十肩に悩まされている患者さんは、この五十肩うつになりやすいです。

肩の痛みが日に日に増していく中で、可動域も日に日に悪くなってきます。夜寝るときも肩の痛みで全く寝れない状態にもなります。

1～2時間で痛みで起きてしまう方も多くいました。こんな状態が毎日続き、毎日寝た気がしない睡眠時間で、体もボロボロになり、やがて五十肩うつになっていってしまいます。

五十肩うつになるのは、痛みと周りに理解者がいないこと。周りは、五十肩の体験がないので痛みも肩凝り程度にしか認識してくれません。

そのため、なかなか協力してもらえない辛さがあります。

仕事も休むこともできない方がほとんどで、仕事も激務で痛み以上に精神的に参ってしまうことが五十肩うつになってしまう最大の原因になります。

少しでも話がわかる相手を見つけることが助けになるので、周りに五十肩経験者の人を見つけて話をするのが一番です。

第9章　五十肩の恐怖

五十肩は1回なればもうならない

そう思ってしまっている方も多いのではないかと思いますが、基本的に1回なればもう2度とならないということはないです。

五十肩は、何度もなる可能性があります。ですので、治ったからといって、今までどおりにしていると、再び五十肩になったりもします。

再発しないためにも、日頃から運動をすることをおすすめします。

五十肩は肩甲骨の動きが悪い

私の治療院に来られる患者さんは、ほとんど勘違いしています。

整骨院や整体院で肩甲骨の動きが悪いと言われたために、そう思い込んでしまっていることが多いです。

しかしながら、実際は、そうではなく、肩の関節自体が動いていないという場合がきわめて多いのです。

したがって、肩甲骨の内側を一生懸命ほぐしても意味がないです。

五十肩で痛み止めを飲む恐怖

五十肩になると、激痛を押えるために痛み止めの薬をもらうことが多いですが、肩に直接効くことが少ないので、１度飲んで効果がない場合は必ず飲むのをやめてください。

肝臓に負担をかけてしまい、２次的な副作用で体によくないからです。

手術しないと治らないと言われた

私の治療院に来られる患者さんは、どこかの整骨院や整形外科に行った後に来られる方が多いです。

レントゲンを撮っても異常がなく、ＭＲＩを撮っても異常がないと言われて、注射や電気治療で治療が終わってしまいます。

これで楽になったり改善されていれば全く問題ないのですが、ほとんどの患者さんは改善されません。

それどころか、場合によっては手術をすすめられるケースもあります。

肩周りの筋肉が拘縮を起こし、関節の動きをよくする関節包が縮こまり、肩の動きはなくなっていきます。

しかし、これは、リハビリで必ず治ります。

肩の関節が癒着していても、ストレッチで改善していきます。肩甲骨と腕の骨がぶつかって起きるインピンジメント症候群も手術しなくても治るケースがたくさんあります。

ここで問題なのが、医師が手術しかないと言うと、患者さんは信じてしまうということです。

医師から手術の診断を受けても疑問を持ち、患者さん自身がいろいろと調べて、手術の診断が間違っているのではないかという疑問に辿り着けた患者さんのみが、当院に来られて治っていきます。

手術をしないとどうにもこうにもいかないケースももちろんあると思います。しかし、あまりにも言葉の重さを理解せず、「手術」という言葉を医師が使っていることが多いように思います。

そして、気になるのが、手術をした後に患者さんの肩がいきなり100％治るかというところだと思います。

実際、手術をした患者さんのほとんどが、術後2～3割程度の改善で、そこから1年～2年のリハビリをしています。

手術したのに1年～2年かかってしまうなら、普通にリハビリをしていても結果は変わらないのではないかと私は思っています。

現に、私の治療院に来られた患者さんが、手術しか治らないと手術宣告を受けたのにもかかわらず、手術をせずマッサージとストレッチのリハビリで、目で見てわかるスピードで改善していきました。

本書を読まれて、手術をしようか迷われている方がいましたら、今1度考え直してほしいと思います。

五十肩ですすめられる手術とは

●内視鏡で関節包の癒着を剥がす手術

消炎鎮痛剤の内服や注射などによる保存的治療により症状が改善しない場合には、手術的選択がされます。

保存的治療を第一選択とし、やむを得ない場合に手術を行うことがあります。手術の目的は、硬くなった関節包を剥がすことと切離することです。

●麻酔下で関節包の癒着を剥がす治療

これは、全身麻酔下で肩の関節をグルグル動かして癒着を剥がす治療になります。

癒着を剥がすことで、関節の動きをよくする方法です。

●運動器カテーテル治療

五十肩で痛みが出始めると、毛細血管が肩の周りにでき始めます。

その毛細血管に神経ができ始めることで、痛みが強くなってくることがあります。

その毛細血管の血流をなくし、毛細血管そのものをなくすことで痛みが治まる手術になります。適用するかしないかは、専門機関で検査を行ってください。

適用される場合は、痛みが改善されることが期待されるので、思い切って手術を受けてもいいかもしれません。

●インピンジメント症候群手術

インピンジメントとは、肩甲骨と腕の骨である上腕骨が肩を上げる際にぶつかっていることをいいます。

手術内容としては、ぶつかっている肩甲骨部分を削る手術になります。

このインピンジメントの手術は、慎重に考える必要があります。

スポーツ選手やスポーツをやられているなら、早期に原因を取り除いて復帰する必要がありますが、そもそもぶつかってしまっている原因は、筋肉の緊張や関節包の問題であることが多いので、ぶつかっている肩甲骨を削っても症状が改善されることがないことが多いです。

手術をしても可動域や痛みから解放されることが少しもなければ、ただただ手術をして骨を削っただけになります。

しなくていい手術ほど怖いものはありません。インピンジメントと診断されて手術を考えているなら、慎重に判断をしてください。

拘縮肩は怖い

関節の拘縮や終身肩は、五十肩の中でも酷い状態になります。

五十肩は、放置していても治る場合もありますが、治らない場合は、痛みが強くなり、拘縮や癒着が起きて可動域が減ってしまいます。

1～3年くらい経てば痛みは治まりますが、可動域がなくなり、後遺症が残ってしまうこともあります。

必ず体操やリハビリを行って、肩が固まって動かなくならないようにケアをしておくようにしてください。

片方が五十肩になると反対側も五十肩になる？

片方が五十肩になれば、反対側も五十肩になる可能性はあります。

五十肩で長期間片方の手しか使えない状態になると、健康な方肩は、常に2倍負担がかかっていることになります。

そのために、疲労が数か月以上溜り続けて、五十肩になってしまうことがあります。

したがって、同時に五十肩になる可能性が高くなります。

五十肩って放置していても治るって本当？

放置していても治るケースもたくさんありますが、私は放置しないほうがよいと思っています。その理由としては、後遺症が残る可能性があるからです。

放置することにより、関節が拘縮を起こしてしまったり、筋肉が萎縮してしまい、可動域が元の状態に戻らなくなってしまうケースもたくさんあります。

五十肩での痛みは、放置しておいても1～3年経てば自然となくなります。

ただし、後遺症で肩の可動域がなくなってしまう恐れもあるので、必ずリハビリや肩のケアを行うようにしてください。

五十肩で10年苦しんでいた患者さんとも出会ったことがあるので、軽視せず、専門機関で必ず受診することをおすすめします。

五十肩に注射は効くの？

五十肩になり、整形外科で受診すると、注射治療を行うところがあります。

肩の潤滑がよくなるヒアルロン酸や局所麻酔のブロック注射、消炎剤のステロイドを場合によって注射します。

注射自体効かないものではないですが、痛みが劇的に改善するものでもないです。

もちろん、注射で楽になる方もいます。

しかし、注射を打っても変化を感じない患者さんが圧倒的に多いです。

自己判断になりますが、効果を感じないと思ったら、五十肩での注射はおすすめいたしません。

また、ステロイド注射は、副作用があり、その副作用で筋肉や腱が脆くなってしまい切れるリスクがあるので、医師と相談の上慎重に行うようにしてください。

健康な肩側が原因になる場合

ごく稀ですが、五十肩でない側の筋肉が硬くなって上がらなくなっている可能性もあります。

何をやっても肩が楽にならない場合は、反対側の筋肉をケアするようにしてください。

そうすることで痛みが改善し、可動域もよくなるケースがあります。

反対側の筋肉を緩めるようにして、肩の可動域や痛みが治まるかどうかをしっかり確認してください。

子育てママは五十肩になりやすい

当院に来られる患者さんの中には、子育て中のママが五十肩の症状で来院される方も多くおられます。

年齢的には、30代後半から五十肩の症状になってしまうママがいます。

それは、長時間の抱っこや授乳姿勢といったところから極度の負担が来てしまい、肩の炎症が起きて肩が上げれなくなってしまっているのです。

子育て中のママは、自身の体をケアする時間がなく、1日中子育てに追われています。

そのため、体が限界を超えているのに気づかず、気づいたときには肩の痛みになってしまっています。

環境的に五十肩の症状になりやすいので、長時間の抱っこや授乳姿勢をとることがあれば、気をつけてください。

また、お孫さんの抱っこで疲れて五十肩になる方も多いので、子供を抱っこした後は肩回りの筋肉を動かしてほぐすようにしてください。

五十肩の痛みの治まり方

五十肩には、痛みの出方や痛みの治まり方にパターンがあります。

まず、五十肩の痛みの出始めは、大体3パターンに分けられます。

1つ目は、ある朝急激に痛みが走るパターンです。

2つ目は、ある日違和感を感じて、その違和感が徐々に痛みとなり強くなっていくパターンです。

3つ目は、スポーツやジムのウェイトトレーニングで痛めて、その痛みが酷くなっていくパターンです。

五十肩の痛みは、この3つのパターンのどれかから始まることが多いです。

痛みが出始めると、急性期があり、痛みがどんどん強くなります。

その後、慢性期に入り、拘縮期と進みます。

その痛みの過程で一番苦しむのが、夜間痛です。

何をしても、数時間おきに肩が疼くように痛みます。

そのせいで、なかなか寝れないこともありますが、必ず治ります。

夜間痛が治まると、普段、ふとした拍子に肩に激痛が走り、疼くような痛みが気になるようになり、ドアを開けるとき、人と肩がぶつかったとき、ふいに物を取ろうとしたときなどに激痛が走るので気をつけてください。

普段のふとしたときの痛みが治まると、最後まで残っているのが朝起きたときの固まった感じの痛みです。

その痛みがとれると、五十肩は普段日常生活で気にすることがなくなります。

稀に、痛みが全く治らず、5年、10年と肩の痛みを持ち続けている患者さんがいます。

当院にもそのような患者さんが定期的に来られるのですが、原因としては、痛みを我慢して無理に使いすぎていたり、筋力が弱ってしまって腕の重みを支えることができずに、炎症が取れなくなってしまっていることが考えられます。それらは、関節の拘縮も進み、癒着もある患者さんがほとんどです。

そのような患者さんは、自力で治すことは難しくなってきます。したがって、無理をせずに必ず専門機関に来院することをおすすめします。

また、数年以上経っても痛みが取れない場合は、そのまま放置すると腱板断裂を起こす可能性も出てきます。腱板断裂を起こしてしまうと、手術でしか治すことができません。早期に処置するようにしてください。

高齢者の肩の痛みも治らない傾向にあります。高齢者は、筋肉が弱るスピードが早いため、炎症部分への負担がなかなかなくなりません。

したがって、高齢者の場合は、急性期が終わり慢性期に入って来るタイミングで、筋肉を動かすトレーニングを必ず行うようにしてください。

高齢になると、筋肉がついてくるのも40代50代の方に比べると圧倒的に遅いため、運動も時間をかけて多めに行う必要があります。

そうすることで、炎症の悪化を最小限に抑えて、早期回復することができます。

第10章　体験談

五十肩体験談

ご自身の五十肩が、本当に五十肩かどうか不安な方もたくさんおられると思います。

あまりにも痛みが強すぎたり、周りに理解されないほどの痛みがあったりすることもあります。

私の治療院に来られた患者さんの症状と照らし合わせて、ご自身の肩の痛みと比べてみてください。

周りには、酷い痛みの方はいないかもしれませんが、私の治療院には両肩五十肩で苦しんでいる患者さんも来られます。

五十肩になられた方の体験談を読んで、安心材料にしていただけたらと思います。

50代女性　原因不明の五十肩!?

気づいたら、右の肩に違和感がありました。

また、いつもの肩凝りが酷くなっただけかなと思い、放置していました。

いつもなら、お風呂に入ったり、自分で少しマッサージすれば治まっていました。

しかし、なかなか違和感が治まらなかったので、近所の整骨院へ行き、診てもらうことにしました。

「肩が凝っている」とのことで、電気治療を行い、マッサージや骨盤矯正を行ってもらいました。

診てもらったそのときは、少しマシな気がしましたが、夜になると違和感は戻ってしまっていました。

しばらく整骨院に通いましたが、違和感はマシになるどころか、日に日に増していくばかりでした。

違和感を感じて1か月ほど経つと、違和感から痛みに変わり、普段のふとした動きで痛みが走るようになりました。

そうこうしているうちに、2~3日経つと、肩が上げれなくなるほどの痛みが襲ってきました。日に日に痛みが強くなるものなので、病院に行くことにしました。

病院では、レントゲンを撮りましたが、骨に異常はなく、ただの五十肩との診断でした。

ブロック注射を打ってもらいましたが、そのブロック注射も若干楽になった程度で、痛みが劇的に楽になることはなかったのです。

痛みで肩が上げれないどころか、夜間、寝るときに肩の痛みが出始め、2時間おきに目が覚めるほどにまでなりました。

お風呂場で二の腕を見ると、二の腕の筋肉がなくなり、明らかに筋力が落ちているのがわかりました。

痛みも、毎日ジーンと常に感じ、五十肩がこんな辛いものなのかと、徐々に気分が落ちて、まともに家事や洗濯もできなくなり、本当に辛い毎日でした。

そんなときに、五十肩専門の整体院を見つけて受診することを決めました。

そこで棘下筋をほぐしてもらうことで、今までの肩の痛みが改善され、初めて五十肩の苦しみから解放されるまでになりました。

自分でもいろいろ調べましたが、棘下筋という筋肉が原因だなどと思ってもいなかったのです。治ってしまった今でも、予防のために棘下筋のストレッチを続けるようにしています。

40代女性　子育て疲れから五十肩

出産後、子育てで抱っこをすることが多くなり、肩凝りが酷くなりました。

子育てで肩の凝りをほぐしに行く時間がなく、どうしようもなく放置していました。

ある日、朝起きると肩に激痛が走り、少し動かすにも痛みで肩が上がらなくなりました。

整形外科に受診しても、肩には問題なく、ただの五十肩との診断でした。

6か月ほど我慢していると、痛みが徐々に治まりましたが、動かそうにも90度以上は上がらない状態になってしまいました。

痛みは治まっても可動域が悪くなると聞いて、ネットでいろいろ検索し、五十肩の治療をしに整体院に行きました。

様々の検査をしたところ、五十肩により関節が拘縮してしまい、固まっているとのことでした。

整体の先生の言われたストレッチを、毎日、一生懸命行うことで可動域は徐々に改善され、全く問題なく上がるようになりました。

五十肩で動かさない期間が続くと、関節が固まり、動かなくなることを知らなかったので、放置しているほど怖いものはないなと身にしみて感じました。

50代男性　ゴルフがきっかけで五十肩に！

普段、週に1回から2回ゴルフに行っていました。ある日、ラウンドを回っていると肩に痛みが走りました。

そのとき、痛みが走り、「痛っ」と思ったのですが、お風呂に入り、数日経つと痛みはなくなっていました。

それから1週間後、ゴルフに行きましたが痛みはなく、順調にゴルフをすることができました。

しかし、後日、肩に痛みが出て、上着を着るときもズキッっとくる感じになりました。

それから数日経つと、痛みはまた治まり、普段も痛くなることはなくなりました。

そんなことを半年間ほど続けていました。

ゴルフ中は痛みが出ないので、何のケアをすることもなくゴルフを続けていましたが、ある日を境に、ゴルフ後の肩の痛みが治まらくなってきました。

お風呂に入ったり、マッサージを受けたりするとマシになりましたが、痛みは徐々にひどくなり、ゴルフ中も肩の痛みが強くなり、ハーフを回った頃にはとても打てないくらい痛みが酷くなっていました。

そんなとき、五十肩専門整体院を受診して診てもらった結果、筋肉の極度の疲労から炎症を起こしていることがわかりました。

整体院の先生から、毎日肩を冷やすこととストレッチをしっかりすることを教えてもらい、それを励行していると、1か月ほどで痛みはなくなり、ゴルフも無事復帰することができるようになりました。

それからは、普段から、ゴルフをした後は肩を冷やすことで、肩の痛みは出なくなりました。

60代男性　孫の抱っこで五十肩

娘が里帰り出産をすることになり、初孫ということもあって張り切っていました

無事出産し、元気な孫が家に帰ってきてからは、毎日30分、1時間と抱っこをしてあやしていました。

孫が可愛いので、ついつい長い時間抱っこをしてしまい、気づいたら肩や首が痛くなるほどでし

た。

そんなある日、朝起きると、首から肩にかけて激痛が出て、床を出るのも大変でした。

首の痛みは数日で楽になりましたが、肩の痛みが一向に改善されませんでした。

肩の痛みは、1週間ほどで激痛に変わり、肩はほとんど上がらない状態になり、日常生活も自分1人では何もできないくらい可動域が減ってしまいました。

孫の世話どころか、自分の世話もできないので情けなくなりました

夜間に肩が疼くようにもなり、病院で痛み止めや睡眠薬をもらいましたが、あまり楽になることもなく、ソファーで座って寝るのが一番楽でした。

普段から、抜けるような痛だるい状態がずっと続くようになり、我慢も限界に達し、整体院を見つけて受診しました。

肩回りの筋肉が炎症を起こしているのと、筋肉がなくなってしまっていることで、痛みが強くなっているとのことでした。

毎日、チューブトレーニングを行い、筋肉を戻していくと、夜間の痛みや普段痛だるいと思っていたのがなくなりました。

今では、孫を思う存分抱っこできるようにまで回復したので嬉しいです。

年齢も年齢なので、運動も普段からしていこうと思っています。

50代女性　手術をしたのに治らない五十肩

私は、水泳をしていたので、五十肩は縁のないものだと思っていました。

ところが、ある日、水泳をしていると肩に違和感が出始め、２週間ほど経つと、肩を回すと痛みが出るようになりました。

そのうち治ると思い放置していましたが、痛みが強くなり、不安だったので病院に行きました。

レントゲンやＭＲＩを撮っても異常はなく、五十肩とのことでした。

よく動かせばそのうち治ると言われ、その言葉を信じて一生懸命動かすようにしていましたが、痛みはマシになるどころか段々強くなり、夜間の痛みも出てくるようになりました。

手もシビレが出始めて、何か違う病気ではないかとあちこち病院を回りましたが、五十肩以外の結果は出ませんでした。

そこで、五十肩の手術をしているところに行き、検査をしてもらいました。

そうすると、肩の中で癒着が起きていることが判明しました。

医師からは、この癒着を内視鏡で取る手術をしたほうが早く治ると言われ、私は手術をすることを決心しました。

不安ながら、手術日を迎え、手術を無事終えることができました。

ところが、ここで私は、絶望を味わいました。手術をすれば、てっきり痛みもなく肩を上げれるものだと思っていました。

しかし、手術しても痛みは変わらず、上げれるようになった可動域も10度ほどしか変わらず、手術前と変わりがなかったのです。

私は、なぜ手術をしたのか理由が見つけられず、凄く後悔しました。

そこからは、病院で3か月間のリハビリが始まりました。そのリハビリでも劇的な改善はなく、途方にくれていました。

そんなときに、五十肩専門の治療院を見つけて受診しました。

結局、癒着を剥がすのは治す過程の通過点で、癒着が剥がれても筋肉の拘縮が取れなければ肩の状態は改善していかないとのことでした。

それからは、セルフケアをしっかり行うようにして、五十肩を克服することができました。

手術は、癒着を剥がしただけで、五十肩を完治するものではないことを身をもって知ったので、いい経験ができました。

40代女性　乳がん術後の五十肩

乳がんを患い、手術することになりました。

乳がん手術後は、肩が上がらなくなることも事前に知っていたので、ある程度のことは覚悟していました。

無事手術は成功しましたが、案の定肩が上がらなくなりました。

長胸神経や周りの筋肉を切るので肩が上がらなくなるという症状が起きてしまうと説明をもらっていました。

3か月間病院でリハビリを行い8割ほど改善されていました。

日常生活に戻ると、リハビリをすることが少なくなり、治りかけていた肩が上がらなくなってきました。

怖くなったので病院に行くと、五十肩の診断になりました。

まさか、治りかけていた肩が再び上がらなくなり、五十肩になるとは思っていなかったので、とてもショックでした。

徐々に肩が拘縮してくるのがわかり、これはどうにかしないと酷くなりそうだと思い、整体院でリハビリをすることとなりました。

術後は、肩周りの筋肉も完全に完治していなければ不安定なことと、乳がん術後に五十肩になり上がらなくなることを初めて知って、もっと早くから完治するように肩の治療をしっかりやっておくべきだったなと思いました。

50代男性　10年間五十肩で苦しんだ

昔から、肩凝りはあったのですが、剣道をしているときに、肩に痛みを感じたのが最初で、それが約10年前でした。

当時は、そんなに深く考えていませんでしたが、まさか10年も五十肩が続くとは思いませんでした。

痛み始めてからは、整形外科に行ったり、整骨院やマッサージに行ったりしましたが、何年も可動域や痛みは変わらずで同じでした。

そんな状態が10年続いた頃に、五十肩専門の整体院を見つけて通院しました。

10年患っていたということもあり、関節拘縮を起こし、筋肉も落ち切っていました。

それを改善していくことで、元の肩の動きを取り戻し、今では10年が嘘のように感じるほど動いています。

体験談のまとめ

当院に来られた患者さんの実際の体験談です。

どうだったでしょうか。

似たような経緯で五十肩になられた人もおられたのではないかと思います。

様々な経緯で五十肩になって来院される方がいますが、どの患者さんも共通するのが、酷くなるまで放置しているということです。

五十肩は、早期に処置をしたり、ケアをしていると、早く治るケースも多くあります。

しかし、五十肩を軽視してしまい、放置していると、重度にまで五十肩が進行してしまいます。

重度の五十肩になると、痛みが酷くなるのはもちろんのこと、可動域もなくなり、最悪腱板断裂や拘縮が後遺症として残ってしまい、肩が上がらなくなることもあります。

そうならないように、本書を読まれた方は、早期にセルフケアを行うようにしてください。

おわりに

本書を手に取っていただき、ありがとうございました。

私は、五十肩専門整体院として、五十肩に悩んでいる患者さんを1人でも多く治したいと思い本書を書くことを決めて執筆を始めました。

当院では、様々な五十肩の症状の方が来院されます。五十肩といっても痛み方や原因が人それぞれ違い、その症状の重さは人の人生をも変えてしまいます。

五十肩の痛みで仕事を続けることができずに辞めてしまう人や、五十肩から来る夜間の痛みでうつになってしまう方もいます。普段、当たり前のようにしていた家事もできなくなりますし、好きなスポーツもできなくなります。

また、五十肩が治るのには、一般的に1〜3年かかるともいわれています。当院ではそれだけ重い患者さんを毎日診ています。どの患者さんも、早期に五十肩と向き合っていれば、重症化することがなかったケースがほとんどです。

本書を通して、1人でも五十肩と向き合い、治すきっかけになれば幸いです。

五十肩専門整体院院長　橋垣　好人

著者略歴

橋垣 好人（はしがき よしと）

1989年生まれ。兵庫県出身。柔道整復師。橋垣整体院院長。

日本唯一の五十肩専門整体師。18歳から治療院業界に入り、五十肩を研究し、五十肩を追いかけて12年（令和2年現在）。

現在では、自身がつくり上げた五十肩治療を多くの人に広めるべく、セミナー講師を中心に活動する。

また、五十肩治療を広めるべく、JFA日本五十肩疼痛協会を立ち上げる。

多くの治療家が活躍できる場をつくろうと、治療家が技術を学べるコミュニティ「コアセラピストクラブ」を設立。

治療家、五十肩専門家、経営者、コンサルタント、講演会と、決して1つの枠組みでおさまることのできない存在だが、何より説得力のあるアウトプットとどんな人をも惹きつける人間力を兼ね揃えた「治療家」として、日々治療院業界に多大な影響を及ぼしている。

私も治った！「五十肩」の治し方－上がる、眠れる、着替えられる

2018年3月20日 初版発行　　2022年6月14日 第7刷発行

著　者　橋垣　好人　© Yoshito Hashigaki

発行人　森　　忠順

発行所　株式会社 セルバ出版
〒113-0034
東京都文京区湯島1丁目12番6号 高関ビル5B
☎ 03（5812）1178　　FAX 03（5812）1188
http://www.seluba.co.jp/

発　売　株式会社 創英社／三省堂書店
〒101-0051
東京都千代田区神田神保町1丁目1番地
☎ 03（3291）2295　　FAX 03（3292）7687

印刷・製本　株式会社 丸井工文社

Printed in JAPAN
ISBN978-4-86367-405-9